Isabelle Kellens

Contribution à l'exploration de la force respiratoire

Isabelle Kellens

Contribution à l'exploration de la force respiratoire

2014

Presses Académiques Francophones

Impressum / Mentions légales
Bibliografische Information der Deutschen Nationalbibliothek: Die Deutsche Nationalbibliothek verzeichnet diese Publikation in der Deutschen Nationalbibliografie; detaillierte bibliografische Daten sind im Internet über http://dnb.d-nb.de abrufbar.
Alle in diesem Buch genannten Marken und Produktnamen unterliegen warenzeichen-, marken- oder patentrechtlichem Schutz bzw. sind Warenzeichen oder eingetragene Warenzeichen der jeweiligen Inhaber. Die Wiedergabe von Marken, Produktnamen, Gebrauchsnamen, Handelsnamen, Warenbezeichnungen u.s.w. in diesem Werk berechtigt auch ohne besondere Kennzeichnung nicht zu der Annahme, dass solche Namen im Sinne der Warenzeichen- und Markenschutzgesetzgebung als frei zu betrachten wären und daher von jedermann benutzt werden dürften.

Information bibliographique publiée par la Deutsche Nationalbibliothek: La Deutsche Nationalbibliothek inscrit cette publication à la Deutsche Nationalbibliografie; des données bibliographiques détaillées sont disponibles sur internet à l'adresse http://dnb.d-nb.de.
Toutes marques et noms de produits mentionnés dans ce livre demeurent sous la protection des marques, des marques déposées et des brevets, et sont des marques ou des marques déposées de leurs détenteurs respectifs. L'utilisation des marques, noms de produits, noms communs, noms commerciaux, descriptions de produits, etc, même sans qu'ils soient mentionnés de façon particulière dans ce livre ne signifie en aucune façon que ces noms peuvent être utilisés sans restriction à l'égard de la législation pour la protection des marques et des marques déposées et pourraient donc être utilisés par quiconque.

Coverbild / Photo de couverture: www.ingimage.com

Verlag / Editeur:
Presses Académiques Francophones
ist ein Imprint der / est une marque déposée de
OmniScriptum GmbH & Co. KG
Heinrich-Böcking-Str. 6-8, 66121 Saarbrücken, Deutschland / Allemagne
Email: info@presses-academiques.com

Herstellung: siehe letzte Seite /
Impression: voir la dernière page
ISBN: 978-3-8381-4214-2

Copyright / Droit d'auteur © 2014 OmniScriptum GmbH & Co. KG
Alle Rechte vorbehalten. / Tous droits réservés. Saarbrücken 2014

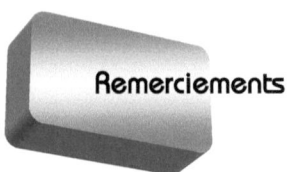

Remerciements

« *Celui qui dans la vie est parti de zéro pour n'arriver à rien dans l'existence n'a de merci à dire à personne. Nul n'arrive au bout du chemin sans aide, aussi infime soit-elle* ». C'est pourquoi j'adresse mes remerciements les plus sincères …

A Monsieur le Professeur Crielaard, promoteur de cette thèse, qui m'a donné la chance de faire un pas supplémentaire vers l'avant. Ma gratitude lui est acquise pour son engagement courageux, alors que ce domaine n'est pas forcément celui qu'il affectionne le plus … ainsi que pour sa confiance, sa patience et pour le temps consacré à ce travail.

A Monsieur le Professeur Croisier qui, en tant que Président de Département, m'a permis de mener à bien ce travail tout en m'octroyant la possibilité d'acquérir et d'approfondir les compétences théoriques et pratiques touchant au domaine de la kinésithérapie respiratoire.

A Monsieur le Professeur Bury pour ses conseils judicieux ainsi qu'aux Professeurs Foidart, Forthomme et Vanderthommen pour la confiance qu'ils m'ont accordée tout au long de mes 6 années d'assistanat au sein du Département des Sciences de la Motricité.

A Monsieur le Docteur Vincent Fraipont qui m'a enseigné la rigueur professionnelle, tant scientifique que de terrain ; il a su me convaincre, d'une manière générale, que l'on peut toujours faire mieux …

A Monsieur le Docteur Perez qui a pris le temps de m'enseigner la pratique des mesures de pressions respiratoires et qui a guidé mes premiers pas dans ce domaine de compétences.

A Madame le Docteur Nguyen Dang pour ses remarques et conseils judicieux.

A Madame Annie Depaifve qui a assuré toute la logistique et la mise en page d'innombrables documents, dont celui-ci. Je la remercie pour ses compétences, sa disponibilité et ces heures considérables passées pour moi devant son PC …

A Monsieur Christophe Demoulin pour ses recommandations et son soutien au cours de ces six années ainsi que pour la relecture de ce travail.

A Mesdames et Messieurs les membres du Jury pour avoir pris le temps de lire et d'analyser mon projet ainsi que pour l'esprit critique dont il sauront me faire bénéficier à l'issue de cette lecture.

A mes collègues assistants, Sébastien, François, Marie et Didier, pour leur collaboration quotidienne ; ils m'ont permis d'organiser au mieux le temps qui m'était accordé pour mon travail personnel.

A mes collègues kinésithérapeutes de terrain et, en particulier, Monsieur Christophe Remy et Mademoiselle Tatiana Fettweis pour leur soutien, leurs avis pertinents et pour la relecture de ce travail.

Aux étudiants, Benoît, Adrien, Fabrice, Thomas, Frédéric, Ludovic, Charlotte et Marie, qui se sont rigoureusement prêtés à l'ensemble des études ainsi qu'à ceux qui ont accepté d'y participer en tant que sujets.

Aux patients qui ont courageusement subi un total de 1253 épreuves sans lesquelles ce travail n'aurait pu être réalisé.

A ma famille qui m'a supportée (dans tous les sens du terme) pendant les six dernières années … !

Table des matières

I. ETAT DE LA QUESTION

I.1. LES MUSCLES RESPIRATOIRES

I.2. LA FONCTION VENTILATOIRE : DEFINITION

I.3. EXPLORATION DE LA FONCTION VENTILATOIRE

I.3.1. LES EPREUVES FONCTIONNELLES RESPIRATOIRES

I.3.2. LES MESURES INDIRECTES DE LA FONCTION VENTILATOIRE

- I.3.2.1. Gazométrie artérielle
- I.3.2.2. Diffusion lente au monoxyde de carbone (DLCO)
- I.3.2.3. Imagerie médicale

I.3.3. EVALUATION VOLONTAIRE DE LA FORCE DES MUSCLES RESPIRATOIRES

I.3.4. EVALUATION NON-VOLONTAIRE DE LA FORCE DES MUSCLES RESPIRATOIRES

I.4. OBJECTIFS DU TRAVAIL

II. CONTRIBUTION PERSONNELLE

II.1. MISE AU POINT METHODOLOGIQUE GENERALE

II.1.1. MATERIEL

- II.1.1.1. Le Macro 5000
- II.1.1.2. Le pneumotachographe
- II.1.1.3. Le Powerbreathe®
- II.1.1.4. Le Treshold IMT®
- II.1.1.5. L'échelle de Borg
- II.1.1.6. L'épreuve de fatigabilité

II.1.2. DÉROULEMENT DES MANŒUVRES

Standardisation
Spirométrie

II.1.3. REPRODUCTIBILITE

II.1.4. ANALYSES STATISTIQUES

II.2. METHODOLOGIE SPECIFIQUE

Etude 1 : Evaluation de la force des muscles respiratoires chez le sujet sain jeune

Etude 2 : Evaluation, en fonction de l'âge, de la force des muscles respiratoires chez les sujets sains ....

Etude 3 : Entraînement de la force inspiratoire chez le sujet sportif de loisir jeune

Etude 4 : Entraînement de la musculature inspiratoire chez le nageur ....

Etude 5 : Trainabilité des muscles inspiratoires chez le sujet sain âgé ....

Etude 6 : Evaluation de la force des muscles respiratoires chez le patient BPCO ...

Etude 7 : Revalidation pulmonaire et force des muscles respiratoires du patient BPCO ....

Etude 8 : Entraînement de la musculature inspiratoire chez le patient BPCO ....

III. RESULTATS

Page 36

Etude 1 : « Evaluation de la force des muscles respiratoires chez le sujet sain jeune » — 37

    DISCUSSION 45

Etude 2 : « Evaluation, en fonction de l'âge, de la force des muscles respiratoires chez les sujets sains » — 50

    DISCUSSION 55

Etude 3 : « Entraînement de la force inspiratoire chez le sujet sportif de loisir jeune » — 57

    DISCUSSION 64

Etude 4 : « Entraînement de la musculature inspiratoire chez le nageur » — 68

    DISCUSSION 80

Etude 5 : « Trainabilité des muscles inspiratoires chez le sujet sain âgé » — 83

    DISCUSSION 91

Etude 6 : « Evaluation de la force des muscles respiratoires chez le patient BPCO » — 94

    DISCUSSION 100

Etude 7 : « Revalidation pulmonaire et force des muscles respiratoires du patient BPCO » — 106

    DISCUSSION 112

Etude 8 : « Entraînement de la musculature inspiratoire chez le patient BPCO » — 116

    DISCUSSION 119

	Page
IV. CONCLUSIONS GENERALES	121
V. BIBLIOGRAPHIE	126

Abréviations & Symboles

*	significatif	ml	millilitre
ATPS	ambient temperature pressure saturation	mm	millimètre
		MMV	ventilation maximale minute
ATS	american thoracic society	Moy	moyenne
BMI	body mass index	ms	milliseconde
BPCO	broncho-pneumopathie chronique obstructive	n	nombre
		NEP	negative expiratory pressure
BTPS	body temperature pressure saturation	NS	non significatif
cm	centimètre	O_2	oxygène
CO	monoxyde de carbone	ORL	oto-rhino-laryngologique
CO_2	dioxyde de carbone	P	pression
CPT	capacité pulmonaire totale	p	p-value
CRF	capacité résiduelle fonctionnelle	P (0-1)	pression d'occlusion
CV	capacité vitale	Pab	Pression abdominale
CVF	capacité vitale forcée	Pdi	pression diaphragmatique
DEP	débit expiratoire de pointe	PE max	pression expiratoire maximale
DLCO	diffusion lente au monoxyde de carbone	PET	positron emission tomography
		Pgas	pression gastrique
Dm	diffusion alvéolo-capillaire	PI max	pression inspiratoire maximale
EFR	épreuve fonctionnelle respiratoire	Pm	Pression buccale
EMG	électromyogramme	Poes	pression oesophagienne
EMT	expiratory muscle training	Ppl	Pression pleurale
ERS	european respiratory society	R	résistance
ET	écart-type	s	seconde
FC	fréquence cardiaque	SNIP	sniff nasal inspiratory pressure
Fig	figure	SpO_2	saturation pulsée en oxygène
GOLD	global initiative for obstructive lung disease	V	volume
		V'	débit
h	heure	VA	voies aériennes
H_2O	eau	VC	volume courant
He	hélium	VEMS	volume expiré maximal durant la première seconde
Hg	mercure		
IMT	inspiratory muscle training	VO_2 max	consommation maximale d'oxygène (volume)
J	jour		
kg	kilogramme	VR	volume résiduel
km	kilomètre	VRE	volume de réserve expiratoire
kPa	kilopascal	VRI	volume de réserve inspiratoire
l	litre	Δ	variation (delta)
m	mètre		
MEP	maximal expiratory pressure		
mg	milligramme		
MIP	maximal inspiratory pressure		

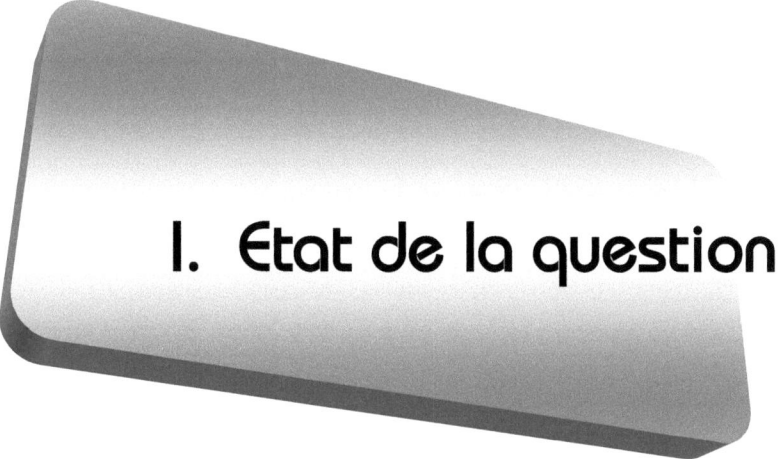

I. Etat de la question

I.1. Les muscles respiratoires

Les muscles inspiratoires (diaphragme, intercostaux externes, scalènes) élèvent le grill costal et le sternum ; l'expiration normale passive permet à l'appareil respiratoire de revenir à l'état de repos, et ce en raison de l'élasticité de la paroi thoracique et du parenchyme pulmonaire. L'exercice physique intense et certaines pathologies (asthme, maladies neuromusculaires) activent les muscles inspirateurs accessoires : les grands et petits pectoraux, le sous-clavier, le dentelé antérieur et, lors de l'expiration, les muscles intercostaux internes, le transverse du thorax, les petits dentelés postéro-inférieurs et les abdominaux (McKenzie et al., 2009).

Le diaphragme et les muscles inspiratoires, afin d'assurer une ventilation pulmonaire ininterrompue, développent en permanence une activité phasique fonctionnelle caractérisée par deux composantes (Verin, 2005) :

- la première, automatique et neurovégétative, maintient la ventilation continue et assure ses adaptations homéostatiques ;
- la seconde, volontaire et corticale, peut s'adapter à diverses contraintes, comme les modifications du métabolisme, les changements de posture ou le sommeil.

Le diaphragme et les autres muscles respiratoires sont parfaitement adaptés à leur fonction ventilatoire ; ils diffèrent de la plupart des muscles locomoteurs par leur importante capacité oxydative, leur densité capillaire et leur débit sanguin plus élevés, caractéristiques des muscles striés squelettiques spécifiquement endurants (Delguste, 2001). Le diaphragme de l'adulte se compose majoritairement (55%) de fibres lentes oxydatives, très résistantes à la fatigue et précisément adaptées aux contractions rythmiques continues. Ce muscle particulier se compose également de fibres rapides (20%) et de fibres intermédiaires (25%), relativement résistantes à la fatigue (Rochester, 1985).

I.2. La fonction ventilatoire : définition

La ventilation doit maintenir l'équilibre des échanges gazeux : toute altération de la fonction ventilatoire (hyperventilation, exercice physique en altitude, …) perturbe l'équilibre acido-basique ; néanmoins, toute modification de cet équilibre sera rapidement compensée par une adaptation ventilatoire (Hayot et al., 2002).

Une fonction ventilatoire "normale" se définit par rapport aux normes établies chez des sujets de mêmes sexe, âge, taille et poids. Les résultats spirométriques s'expriment en "valeurs prédites", généralement qualifiées de normales lorsqu'elles se situent entre 80 et 120% (Matran, 2003). Les normes actuelles des paramètres respiratoires ont été publiées par l'American Thoracic Society et l'European Respiratory Society et ont été traduites dans un numéro spécial de la Revue des Maladies respiratoires (Strauss and Similowski, 2001).

I.3. Exploration de la fonction ventilatoire

I.3.1. L'épreuve fonctionnelle respiratoire

La spirométrie, exploration fonctionnelle classique, apprécie physiologiquement l'inspiration et l'expiration soit par une variation de volumes, soit par une variation de débit. La spirométrie évalue la fonction respiratoire mais, isolée, elle ne peut préciser l'étiologie d'un éventuel déficit (Miller et al., 2005). Lors de la recherche d'une faiblesse musculaire respiratoire, la spirométrie présente une sensibilité relativement médiocre. Ainsi, en pratique, une capacité vitale normale ne peut exclure une dysfonction inspiratoire significative. La spirométrie demeure cependant un outil de surveillance, généralement corrélé à la survie du patient, et ce pour de nombreuses pathologies neuromusculaires (Perez and Verin, 2005). Les paramètres ventilatoires dépendent de diverses variables comme la taille, le poids, l'âge, le sexe, le groupe ethnique, la position, l'altitude, le tabagisme et la grossesse (Laszlo, 2006; Miller et al., 2005).

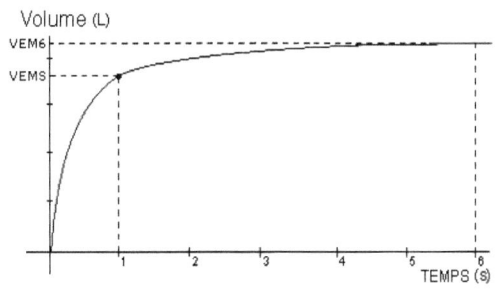
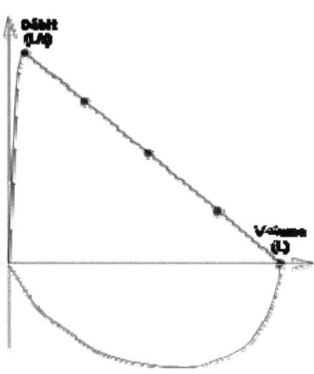

Figure 1 : Courbe Volume-Temps normale   **Figure 2 : Courbe Débit-Volume normale**

Les paramètres spirométriques classiques sont : la capacité vitale forcée (CVF), le volume expiré maximal lors de la première seconde (VEMS) et le rapport VEMS/CVF, appelé indice de Tiffeneau (Dakin et al., 2007; Laszlo, 2006; Miller et al., 2005).

Les mesures spirométriques nécessitent la collaboration effective du patient ; en effet, les résultats dépendent non-seulement de facteurs techniques mais aussi personnels, comme la coordination ou la motivation (Miller et al., 2005).

<u>La capacité vitale forcée</u>

La capacité vitale forcée (CVF) correspond au volume expulsé lors d'une expiration forcée, réalisée à partir d'une inspiration maximale, exprimée en litres à la température corporelle et à pression ambiante, saturée en vapeur d'eau (conditions BTPS : *Body temperature and Pressure Saturated*) (Dakin et al., 2007; Miller et al., 2005).

Le VEMS et le DEP

A partir de la manœuvre de CVF, le VEMS et le débit expiratoire de pointe (DEP) se calculent respectivement à partir de la courbe volume-temps et de la courbe débit-volume (**Figures 1 et 2**).

Le VEMS correspond au volume expiré lors de la première seconde d'une manœuvre de CVF (Dakin et al., 2007) ; il s'exprime en litres aux conditions BTPS (Miller et al., 2005).

Le DEP exprime la vélocité la plus élevée du débit aérien lors d'une expiration forcée. Cette épreuve ne correspond cependant à aucune activité quotidienne puisque, même lors d'un essoufflement extrême, une telle manœuvre n'est jamais réalisée. Le DEP dépend de la résistance des voies aériennes : puisque l'essentiel de la résistance se situe au niveau des voies aériennes supérieures, le débit expiratoire, exprimé en $L.s^{-1}$ (conditions BTPS), apprécie efficacement le calibre des grosses bronches (Dakin et al., 2007; Miller et al., 2005).

L'indice de Tiffeneau (VEMS/CVF)

Le rapport VEMS/CVF peut être considéré comme un rapport débit/volume. Le débit d'expiration forcée dépend de la force rétractile du poumon, de la capacité pulmonaire totale (CPT), du calibre des voies aériennes et, dans une moindre mesure, de la force musculaire (Dakin et al., 2007).

Ce rapport, essentiel lors de l'évaluation initiale, définit l'éventuel caractère obstructif ou restrictif d'une affection pulmonaire. Un coefficient de Tiffeneau inférieur à 70% évoque une obstruction des voies aériennes, comme la broncho-pneumopathie chronique obstructive (BPCO) et l'asthme (Dakin et al., 2007).

Tableau 1 : Equations de références pour la CVF, le VEMS et le DEP de sujets adultes, âgés de 18 à 80 ans et ce en fonction du sexe (Quanjer et al., 1993)

Hommes

Mesure	Unité	Equation de référence	Ecart-type relatif
CVF	L	5,76 x Taille − 0,026 x Age − 4,34	0,61
VEMS	L	4,30 x Taille − 0,029 x Age − 2,49	0,51
DEP	$L.s^{-1}$	6,14 x Taille − 0,043 x Age + 0,15	1,21

Femmes

Mesure	Unité	Equation de référence	Ecart-type relatif
CVF	L	4,43 x Taille − 0,026 x Age − 2,89	0,43
VEMS	L	3,95 x Taille − 0,025 x Age − 2,60	0,38
DEP	$L.s^{-1}$	5,5 x Taille − 0,030 x Age − 1,11	0,9

I.3.2. Les mesures indirectes de la fonction ventilatoire

I.3.2.1. Gazométrie artérielle

La gazométrie artérielle, moins sensible que la spirométrie, apprécie l'hypoventilation alvéolaire ; elle mesure essentiellement le retentissement de l'éventuelle insuffisance ventilatoire sur les échanges gazeux (Gibson et al., 2002; Hayot et al., 2002).

I.3.2.2. Diffusion lente au monoxyde de carbone (DLCO)

La DLCO apprécie les éventuels troubles de la diffusion alvéolo-capillaire, régulièrement observés lors d'une fibrose pulmonaire ; même en cas de faiblesse musculaire, cette mesure reste normale (Gibson et al., 2002; Hayot et al., 2002).

La DLCO (ml x mmHg^{-1} x min^{-1}) évalue les différentes étapes participant aux échanges gazeux: la diffusion en phase gazeuse, en phase liquide (à travers la membrane alvéolo-capillaire) et la réaction chimique de liaison à l'hémoglobine dans les capillaires pulmonaires. Elle dépend du volume pulmonaire qui participe aux échanges gazeux (CRF) et du coefficient d'échange (rapport DLCO/CRF), représentant le pourcentage de CO consommé par unité de temps (Macintyre et al., 2005). Les DLCO obtenues à différentes concentrations d'oxygène inspiré permettent le calcul de deux autres facteurs intervenant dans la capacité de transport du système cardio-pulmonaire: le volume capillaire pulmonaire et la capacité de diffusion alvéolo-capillaire (Roughton et al., 1957).

I.3.2.3. Imagerie médicale

<u>Radiographie</u>

La radiographie apprécie la position et les mouvements diaphragmatiques qui peuvent également s'observer par fluoroscopie (Pride and Rodarte, 2002). Lors d'une paralysie bilatérale du diaphragme, les deux coupoles se surélèvent à la CPT et le volume pulmonaire «radiographique» diminue (Babcock et al., 1996; Hamnegard et al., 1995). Lors d'une paralysie unilatérale, seule la coupole homo latérale se surélève par rapport à l'autre. La paralysie unilatérale sera radiologiquement objectivée, notamment lors de l'exécution d'un sniff test, reniflement maximal qui entraîne une brève et intense contraction de l'hémidiaphragme sain. Toute surélévation de coupole diaphragmatique nécessite des examens complémentaires de pression, sniff-test, PI max et un électromyogramme (EMG) afin d'apprécier la conduction phrénique (Similowski et al., 1991).

<u>Echographie</u>

Le diaphragme, malgré sa faible épaisseur, reste visible en échographie. Les ultrasons (US) peuvent s'utiliser quand il règne peu d'air entre la sonde et le muscle. Le déploiement échographique du diaphragme apparaît semblable à celui observé en fluoroscopie. L'échographie permet de vérifier lors d'un EMG des muscles respiratoires le placement adéquat des électrodes (Similowski et al., 1991).

Le scanner et la résonance magnétique

Ils apprécient les détails de la forme du diaphragme, de la cage thoracique et des côtes. La tomographie à émission de positons (PET Scan) identifie la surface pulmonaire effectivement ventilée et perfusée (Similowski et al., 1991).

I.3.3. Evaluation volontaire de la force des muscles respiratoires

La relation entre la pression et la force de l'appareil respiratoire apparaît relativement complexe ; ainsi, la géométrie du thorax influence le rendement de la conversion de force en pression (Green et al., 2002). Elle dépend également des caractéristiques mécaniques du gril costal et de la paroi abdominale avec lesquels les muscles respiratoires interagissent : une cage thoracique rigide offre une meilleure résistance aux phénomènes de distorsion, permettant ainsi au diaphragme de développer une pression plus élevée pour un niveau donné de force (Chihara et al., 1996). Les pressions exprimeront globalement « l'efficacité des muscles respiratoires » plutôt que leurs réelles « propriétés contractiles » (Green et al., 2002).

Les manœuvres volontaires ne nécessitent aucun appareillage complexe mais elles demandent une étroite collaboration du sujet, ce qui peut parfois s'avérer laborieux. La vérification du caractère maximal de l'effort demeure difficile, compliquant singulièrement l'interprétation des valeurs faibles (Demoule and Similowski, 2004).

Pressions statiques inspiratoires et expiratoires maximales

La relation entre le volume pulmonaire et les pressions respiratoires statiques maximales est connue (Figure 3) (Cook et al., 1964; Rahn et al., 1946). En 1966, divers déterminants de ces pressions maximales chez les adultes (hommes et femmes) ont été établis (Ringqvist, 1966). Une méthode simplifiée, toujours actuellement utilisée, permet de déterminer ces pressions (Black and Hyatt, 1969).

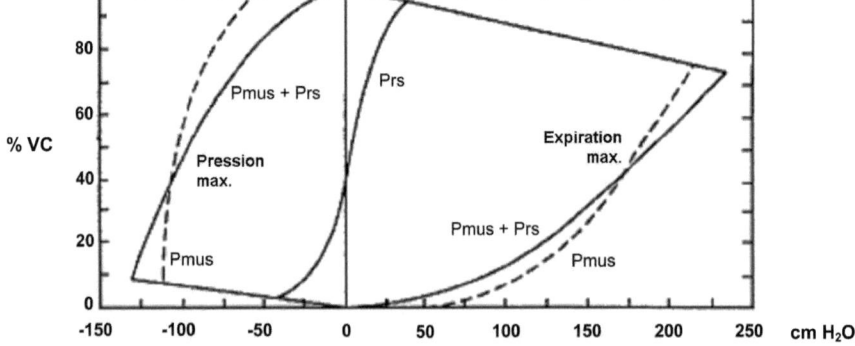

Figure 3 : Relation entre le volume pulmonaire et les pressions statiques respiratoires maximales (Loring et al., 2002; Rahn et al., 1946)

Les pressions statiques inspiratoires (PI max) et expiratoires (PE max) maximales sont régulièrement utilisées. En pathologie, toute diminution de la force inspiratoire précède largement la réduction du volume pulmonaire mobilisable (Green et al., 2002). La force maximale des muscles respiratoires peut être évaluée par la mesure de la pression buccale lors d'un effort inspiratoire ou expiratoire maximal contre occlusion, ressemblant soit à une manœuvre de Müller (effort inspiratoire maximal), soit à une manœuvre de Valsalva (effort expiratoire maximal) de courte durée (quelques secondes). L'appareillage intègre une pièce d'environ 20 mm de longueur comportant un orifice de 1 à 2 mm (Black and Hyatt, 1969; Koulouris et al., 1988) ; cette fuite évite une fermeture de la glotte lors de la PI max et une participation des muscles faciaux lors de la PE max (Green et al., 2002).

Les pressions maximales varient selon le niveau pulmonaire de leurs mesures : ainsi, lorsque le volume pulmonaire augmente du volume résiduel (VR) à la capacité pulmonaire totale (CPT), la pression inspiratoire maximale (PI max) diminue, alors que la pression expiratoire maximale (PE max) augmente. Ceci résulte de la relation tension/longueur qui apparaît optimale au niveau du VR pour les muscles inspiratoires et au niveau de la CPT pour les muscles expiratoires (Green et al., 2002).

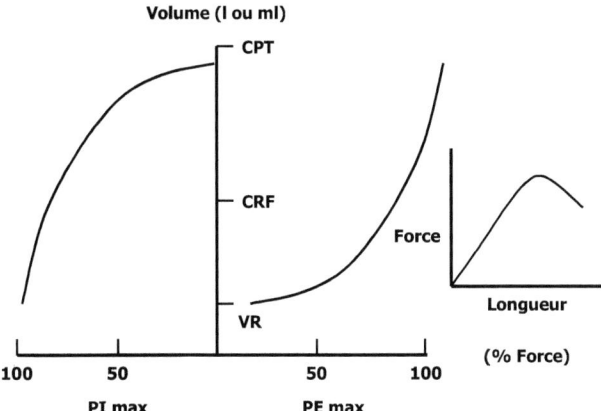

PI max = Pression inspiratoire maximale, PE max = Pression expiratoire maximale,
CPT = Capacité pulmonaire totale, CRF = Capacité résiduelle fonctionnelle, VR = Volume résiduel

Figure 4 : Effet du volume pulmonaire sur les pressions statiques respiratoires maximales selon Clanton et Diaz (1995)

La force maximale des muscles squelettiques correspond à celle isométriquement développée à partir de la longueur optimale. Lors des manœuvres respiratoires, les changements de longueur provoquent des modifications des relations force/vitesse et tension/longueur. Dans un souci de standardisation, les mesures de PI max et PE max se réalisent au niveau de la CRF. A ce niveau, les compliances pulmonaires et celles de la cage thoracique se neutralisent et les pressions recueillies expriment fidèlement la tension développée par les muscles respiratoires (Braun et al., 1982; Green et al., 2002).

Ces épreuves ne s'accompagnent guère de contre-indications en dehors des seules conditions pathologiques pour lesquelles toute variation relativement importante de pression (thoracique ou abdominale) doit être évitée (Troosters and Gosselin, 2005). Les PI max et PE max seront mesurées en position assise, à l'aide d'un manomètre portable ou intégré à un spiromètre. La position du corps n'influence pas les résultats du sujet sain (Fiz et al., 1991; Ng and Stokes, 1991), contrairement au patient obèse (Fiz et al., 1991) et BPCO (Heijdra et al., 1994) où le décubitus dorsal modifie la longueur du diaphragme, réduisant les pressions inspiratoires et expiratoires. Une flexion thoracique antérieure peut augmenter les pressions inspiratoires (O'Neill and McCarthy, 1983).

La qualité de la mesure s'apprécie par l'inspection des courbes pression/temps. Comme le recommande l'ATS/ERS (Green et al., 2002), la pression maximale doit s'observer au tout début de la manœuvre. La pression, maintenue pendant au moins une seconde (plateau), est généralement considérée comme la PI max et la PE max. Si la pression plateau reste actuellement la plus utilisée, la mesure de la pression maximale (pic) s'avère plus simple (Windisch et al., 2004).

La disponibilité de valeurs normales de pressions respiratoires les rend particulièrement intéressantes ; ainsi une PI max supérieure à 80 cmH$_2$O (chez l'homme) et à 70 cmH$_2$O (chez la femme) permet d'exclure toute anomalie significative des muscles inspiratoires (Polkey et al., 1995).

Tableau 2 : Valeurs de référence des pressions respiratoires chez l'homme et la femme adultes, mesurées avec un embout labial moulé (Evans and Whitelaw, 2009)

	Equations de référence	
	Hommes	**Femmes**
PI$_{max}$ (cmH$_2$O)		
Moyenne de référence	120 – (0,41 x âge)	108 – (0,61 x âge)
Seuil minimal normal	62 – (0,15 x âge)	62 – (0,50 x âge)
PE$_{max}$ (cmH$_2$O)		
Moyenne de référence	174 – (0,83 x âge)	131 – (0,86 x âge)
Seuil minimal normal	117 – (0,83 x âge)	95 – (0,57 x âge)

Une PE max supérieure à 40 cm H$_2$O s'avère nécessaire afin que l'effort de toux soit efficace (Hayot et al., 2002; Perez and Verin, 2005). Ces manœuvres nécessitent une coordination inter-musculaire et certains sujets peuvent éprouver des difficultés de réalisation, compliquant l'interprétation des valeurs basses. Ces valeurs intégratives ne peuvent apprécier la force d'un muscle respiratoire donné (Hayot et al., 2002; Perez and Verin, 2005).

Ces mesures simples, accessibles, s'avèrent relativement reproductibles : leur coefficient de variation (6-9%) reste acceptable pour un test clinique (Maillard et al., 1998; Troosters and Gosselin, 2005). Certains inconvénients sont liés au caractère peu physiologique et volontaire de la manœuvre. La reproductibilité satisfaisante des mesures de PI max peut masquer l'éventuel caractère sous maximal de l'effort inspiratoire ; la contribution du diaphragme peut varier d'un sujet à l'autre ou en fonction de l'entraînement (Perez and Verin, 2005). Pour certains auteurs, la PI max permettrait partiellement d'apprécier le succès du sevrage de la ventilation mécanique pour les patients bénéficiant de ce type de ventilation (Clanton and Diaz, 1995).

- PI Max

Les voies aériennes (VA) étant fermées, le patient inspire de manière maximale et maintient cet effort pendant 2 ou 3 secondes. Il existe deux possibilités de mesure : la première, non-invasive, mesure la pression buccale ; la seconde, invasive, nécessite l'introduction de ballons cathéters œsophagiens (Poes) et gastriques (Pgas). L'indispensable coordination musculaire limite l'interprétation des résultats (Figure 5) (Green et al., 2002).

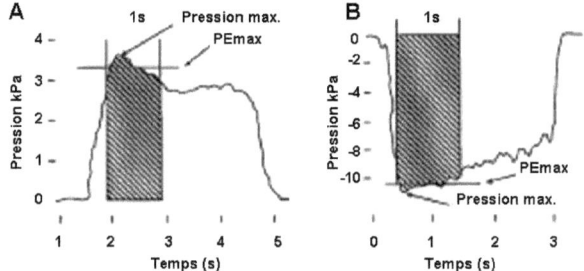

Figure 5 : Courbes obtenues lors d'une manœuvre de PI max puis de PE max: un pic de pression est obtenu et la pression moyenne se calcule lors de la 1ère seconde.
D'après ATS/ERS - Statement on Respiratory Muscle Testing (Hayot et al., 2002)

- PE Max

La pression expiratoire maximale correspond à la pression maximale soutenue pendant une seconde au niveau de la CPT ou de la CRF, et ce à l'aide du même dispositif que celui de la PI max. Une excellente coopération et une occlusion buccale parfaitement étanche sont indispensables. La mesure, plus précise, de la pression gastrique s'avère plus invasive en utilisant un ballonnet – cathéter (Supinski et al., 2002).

- Pression statique trans-diaphragmatique maximale (Green et al., 2002)

Cette technique délivre des informations spécifiques relatives à la force du diaphragme. Cette mesure invasive nécessite l'introduction de ballons-cathéters (œsophagiens et gastriques) (Fig. 6) ; la manœuvre peut parfois s'avérer difficile.

La pression trans-diaphragmatique (Pdi) se calcule selon la formule :

$$Pdi = Pab - Ppl$$

Où : - Pab est la pression abdominale, mesurée par un ballonnet gastrique ;
- Ppl est la pression pleurale, mesurée par un ballonnet œsophagien.

La Pdi maximale est obtenue après un effort inspiratoire maximal et un effort expulsif abdominal. Les valeurs normales dispersées limitent son utilisation clinique (Green et al., 2002).

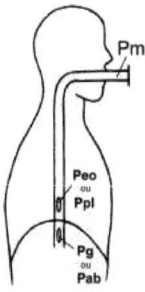

Pdl = Pab - Ppl

Figure 6 : Pdi = Pab – Ppl (Pm : P à la bouche – Pdi = P transdiaphragmatique)
(Reid and Loveridge, 1983)

- Reniflement maximal (sniff test)

Le reniflement nasal maximal (sniff) peut être réalisé par des patients peu entraînés. La pression (SNIP) se mesure dans une narine bouchée par une sonde pendant le reniflement maximal (Troosters and Gosselin, 2005). L'autre narine, restée ouverte, joue le rôle d'une résistance variable, empêchant le débit d'air de dépasser 30 l.min^{-1} ; elle reflète les pressions obtenues au niveau de l'œsophage lors d'un reniflement chez le sujet sain (Heritier et al., 1994). La résistance lors de cette manœuvre empêche une variation importante du volume pulmonaire (Perez and Verin, 2005) ; elle participe à la démonstration radiologique d'une paralysie diaphragmatique (Green et al., 2002). En effet, chez les sujets sains, le reniflement provoque lors de l'inspiration une nette descente diaphragmatique (Alexander, 1966). Un reniflement court et brutal pourrait correspondre à la contraction du diaphragme provoquée par une stimulation phrénique (Esau et al., 1983). Des sujets normaux peuvent développer des pressions trans-diaphragmatiques plus élevées lors de reniflements maximaux que lors d'efforts statiques inspiratoires maximaux ; en effet, le sniff recrute de manière coordonnée tous les muscles inspiratoires (Laroche et al., 1988; Miller et al., 1985).

Le reniflement brutal et maximal se réalise à partir de la CRF ; cette manœuvre volontaire requiert compréhension, coopération et coordination de la part du sujet. Elle s'avère plus aisée que la manœuvre volontaire dite « statique », utilisée pour mesurer la pression inspiratoire maximale. Le caractère « naturel » du reniflement facilite la manœuvre ; les sujets peuvent recruter différents groupes musculaires inspiratoires, certains utilisent préférentiellement le diaphragme, d'autres les muscles inspiratoires extradiaphragmatiques ; enfin, certains combinent les deux groupes (Perez and Verin, 2005).

Le **Tableau 3** illustre les équations de référence du reniflement maximal chez les sujets sains (Uldry and Fitting, 1995).

Tableau 3 : Equations de référence de la SNIP chez des sujets sains en position assise (Uldry and Fitting, 1995)

Mesure (cm H$_2$O)	Equation de référence	Ecart-type relatif
SNIP (Hommes)	126,8 – 0,42 x âge	23,8
SNIP (Femmes)	94,9 – 0,22 x âge	17,1

Les pressions développées lors des sniffs sont reproductibles ; leur registre de valeurs normales apparaît plus étroit que celui des pressions statiques inspiratoires maximales ou de la pression statique trans-diaphragmatique, et plus spécifique de la force du diaphragme (Perez and Verin, 2005). Lors du sniff, la pression nasale apprécie de manière non-invasive la force inspiratoire. Moins utilisée en pratique clinique que la PI max, cette technique participe à la mise au point diagnostique et au suivi longitudinal de la faiblesse des muscles respiratoires des enfants (Fauroux and Aubertin, 2007; Rafferty et al., 2000) et chez les patients souffrant de diverses pathologies neuromusculaires (Fitting et al., 1999), chez lesquels les valeurs de SNIP sont supérieures à celle de la PI max. Plus courtes et dynamiques, les pressions pourraient être sous-estimées chez les sujets présentant une résistance élevée des voies aériennes ; en effet, la manœuvre s'avère alors trop brève pour que les pressions puissent s'équilibrer à l'intérieur du système respiratoire. Cette méthode n'est pas pertinente lors d'une obstruction nasale bilatérale sévère (Perez and Verin, 2005). La mesure du reniflement maximal pourrait effectivement s'avérer problématique chez les patients présentant une distorsion des voies aériennes supérieures ou une obstruction nasale importante (Green et al., 2002). Une SNIP supérieure à 70 cmH$_2$O chez l'homme (60 cmH$_2$O chez la femme) écarte toute faiblesse significative de la musculature inspiratoire (Green et al., 2002; Perez and Verin, 2005; Polkey et al., 1995) : si elle est inférieure, d'autres explorations (courbes pression-volume ou épreuves d'effort), s'avéreront nécessaires (Evans and Whitelaw, 2009; Perez and Verin, 2005).

- Pression maximale à la toux

La pression maximale développée lors d'un effort de toux évalue, via un cathéter ou via la pression d'occlusion buccale, la force des muscles abdominaux. Théoriquement, le pic de pression, engendré lors de la toux, pourrait se mesurer au niveau œsophagien, gastrique ou buccal (Green et al., 2002). Il n'existe actuellement aucune mesure buccale standardisée ; l'évaluation des autres sites nécessite une manœuvre invasive. La faible reproductibilité limite son application aux seuls patients collaborants (Green et al., 2002).

Lors d'un effort de toux, on apprécie également le DEP, tout en considérant la fonction glottique ; la Pga de la toux reflète correctement la pression abdominale. L'analyse concomitante de la courbe débit – volume apprécie l'efficacité des muscles expiratoires. Le DEP lors de la toux doit dépasser 160 l.min^{-1} afin d'assurer un drainage bronchique efficace (Bach and Saporito, 1996; Green et al., 2002; Laroche et al., 1988).

I.3.4. Evaluation non-volontaire de la force des muscles respiratoires

Ces explorations reposent sur un même principe : mesurer la pression développée par un muscle et ce en réponse à la stimulation de son nerf efférent. Elles nécessitent un équipement plus important que lors des manœuvres volontaires, mais, par contre, elles ne requièrent plus la collaboration du patient (Demoule and Similowski, 2004).

- Stimulation phrénique

Les deux modalités (électrique et magnétique) de stimulation phrénique mesurent spécifiquement la pression développée par le diaphragme. La stimulation phrénique <u>électrique</u> active électivement le diaphragme ; néanmoins, elle nécessite une adresse particulière de l'examinateur, ce qui complique sa réalisation. De plus, elle peut s'avérer inconfortable pour le patient et parfois difficile à réaliser (en réanimation, par exemple). La stimulation phrénique <u>magnétique</u>, moins sélective, apparaît techniquement plus aisée; sa tolérance varie d'un patient à l'autre. Elle peut se réaliser de plusieurs façons : cervicale, antéro-latérale ou antérieure. Quelle que soit la modalité (électrique ou magnétique) de stimulation, la force respiratoire est évaluée par la pression développée en réponse à cette stimulation. La mesure de la pression <u>buccale</u> après stimulation phrénique autorise une approche non invasive de la force diaphragmatique. Toutefois, lorsqu'il existe une obstruction des voies aériennes et lorsqu'il existe une fermeture de la glotte ou une instabilité des voies aériennes supérieures, la transmission de la pression alvéolaire au niveau buccal pourrait être altérée, limitant son application clinique (Demoule and Similowski, 2004).

La mesure de la pression <u>œsophagienne</u> élimine les éventuels problèmes de conduction relatifs aux voies aériennes supérieures, mais elle nécessite la mise en place d'un ballon-cathéter œsophagien, parfois inconfortable pour le patient. La mesure de la pression <u>trans-diaphragmatique,</u> en réponse à une stimulation phrénique bilatérale, fournit un index spécifique de la force du diaphragme ; cette technique, utile en clinique, reste également invasive (Demoule and Similowski, 2004).

- Stimulation abdominale

La mesure de la pression gastrique, en réponse à une stimulation magnétique en regard des 8ème à 10ème vertèbres thoraciques, permet d'apprécier la fonction des muscles abdominaux (Green et al., 2002).

I.4. Objectifs du travail

Le premier objectif consistera à établir au sein de notre laboratoire, par l'utilisation du Macro 5000®, des valeurs de référence de la force des muscles respiratoires, afin de les comparer aux données de la littérature. Nous analyserons également l'influence de différents facteurs (âge, sexe, indice de masse corporelle, tabagisme) sur la force respiratoire.

Nous déterminerons chez le sujet sain, sportif de loisir, et auprès de nageurs de compétition, l'influence d'un entraînement spécifique des muscles inspiratoires afin d'apprécier une éventuelle augmentation de la force des muscles respiratoires. Nous évaluerons également les effets d'un tel entraînement sur la musculature respiratoire du sujet âgé.

Nous apprécierons auprès de patients BPCO l'influence de la revalidation pulmonaire sur la force des muscles respiratoires ; enfin, nous analyserons les effets d'un entraînement complémentaire spécifique de la force respiratoire chez ces patients.

II. Contribution personnelle

II.1. Mise au point méthodologique générale

Les évaluations spirométriques et de la force des muscles respiratoires se déroulent toutes dans un même local et avec le même matériel. Un examinateur spécifique, assigné à chaque protocole, prodigue divers encouragement verbaux afin que le patient développe toujours un effort maximal.

II.1.1. Matériel

II.1.1.1. Le Macro 5000®

Le Macro 5000®, appareil de mesure de la fonction pulmonaire développé par la firme Medisoft (Dinant, Belgique), permet, dans sa version standard, la réalisation de spirométries lentes et forcées, de tests pharmacodynamiques et de mesures de PI max, PE max et de reniflement maximal. Il autorise également les mesures de pression d'occlusion (P 0-1), de pression expiratoire négative (NEP), de compliance et de résistance pulmonaire (statique et dynamique) et ce, à l'aide d'un cathéter œsophagien et de la rhinomanométrie.

Le boîtier du Macro 5000® présente à sa face postérieure une sonde de température (correction BTPS) et deux connexions (respectivement pour l'interface informatique et la bouteille d'air comprimé de 5 l). Cette dernière, réglée à une pression de sortie de la bouteille fixée à 3,5 bar, active le système d'occlusion pour les mesures de la PI max et de la PE max. A sa face antérieure, l'appareil comporte la connexion du pneumotachographe et de son système de chauffage ainsi que la valve (« patient valve ») du système d'occlusion, également reliée au pneumotachographe. Le pneumotachographe chauffé, de type Lilly® (à grille) et de marque Herta Cetal®, se caractérise par une précision relative inférieure à 3% (norme Medisoft). La valve d'occlusion, de type pneumatique, se caractérise par une ouverture et une fermeture de 30 ms ; elle comprend un espace mort inférieur à 60 ml. Le transducteur de pression (capteur hybride à jauge de contrainte) comporte des capteurs piézo-résistifs, protégés contre les éventuelles surcharges de pression. Pour la mesure de la SNIP, de la PI max et de la PE max, sa sensibilité est de 200 cmH_2O ; pour les débits, la sensibilité atteint 5 cmH_2O. La calibration du pneumotachographe se réalise de manière semi-automatique à l'aide d'une seringue de 3 l avec contrôle de qualité. L'interface informatique comporte un ordinateur utilisant comme système d'exploitation Windows XP Professionnel® (Microsoft) ; le logiciel Exp'Air® (Medisoft) réalise les différentes mesures.

Le matériel utilisé pour chaque mesure comporte (**Figures 7 et 8**) :

- un embout labial moulé souple en vinyle de type Vacumed® 99-40-002 (1),

- un filtre anti-bactérien de type MS028 diamètre 28 (2),

- un embout MIPMEP avec un orifice d'un millimètre pour la mesure de la PI max et de la PE max (3),

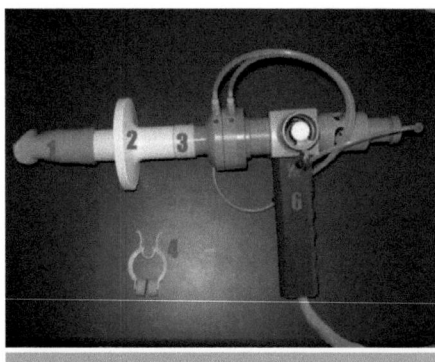

Figure 7

- un pince-nez standard (4),

- un embout nasal en silicone Puritan Bennett® (5),

- un manche en plastique permettant de tenir le dispositif au niveau de la bouche (6).

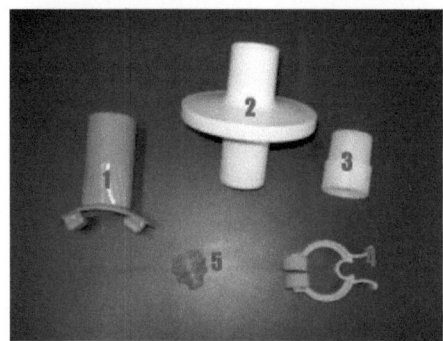

Figure 8

II.1.1.2. Le pneumotachographe

Le pneumotachographe (débit-mètre) mesure les débits d'air inspiré ou expiré et calcule les volumes par intégration des débits. Les appareils classiques sont ceux de Fleisch (tubes capillaires parallèles) et ceux de Lilly® (grille), la grille étant utilisée dans cette étude. Le pneumotachographe comporte un cylindre muni d'une obstruction partielle à l'intérieur du tube, cette obstruction provoque une faible différence de pression liée à la résistance de l'obstruction. Quand l'air circule dans le tube, la pression à la sortie est légèrement inférieure à celle de l'entrée. Ces structures assurent un écoulement laminaire quand la vitesse du gaz se situe dans un intervalle donné, permettant l'application de la loi de Poiseuille (Poiseuille, 1844) :

$$\Delta P = R \times \Delta V'$$

où
ΔP : variation de pression entre l'entrée et la sortie du pneumotachographe,
R : résistance du capteur,
$\Delta V'$: variation du débit d'air.

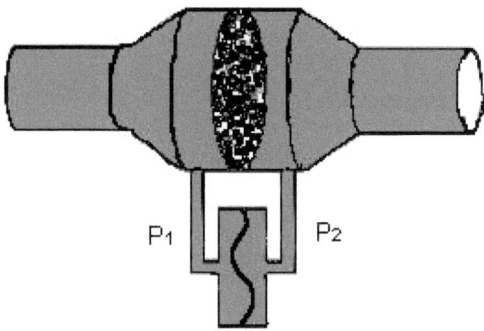

Figure 9 : Schéma d'un pneumotachographe de type Lilly®

ΔP se mesure grâce à un manomètre différentiel, puis le signal est envoyé vers un amplificateur et un micro-ordinateur. La résistance (R) du capteur est calculée lors de l'étalonnage, suite au passage d'un gaz de volume et /ou de débit connu.

Le facteur R dépend des caractéristiques du capteur ; en conséquence, il devra être déterminé chaque fois que l'on change le capteur. La résistance varie de façon importante si la grille devient humide, notamment en raison de la condensation de vapeur d'eau ou suite aux dépôts de salive ou de sécrétions. Pour éviter ces causes potentielles d'erreurs, les pneumotachographes sont chauffés et placés de façon à éviter au maximum l'accumulation de sécrétions. L'insertion d'un filtre anti-bactérien protège également la grille.

Les recommandations internationales concernant l'utilisation des pneumotachographes sont les suivantes (Laszlo, 2006) :

- la mesure de débits se situe dans une échelle de 0 à 15 $l.s^{-1}$.
- la résistance à l'écoulement de l'air sera inférieure à 0,05 kPa par $l.s^{-1}$ pour des débits variant de 0 à 12 $l.s^{-1}$.
- l'exactitude de l'appareil sera d'environ 3,5% ou 0,070 l pour les volumes et d'environ 5,5% ou 0,250 $l.s^{-1}$ pour les débits.
- le gain de l'appareil ne doit pas varier en fonction du débit, ce qui sera vérifié en propulsant dans l'appareil un même volume à des vitesses différentes.
- les pneumotachographes présentent régulièrement une dérive du signal de débit ; il est donc important de pouvoir réajuster le zéro de débit du capteur.
Le contrôle de qualité d'un débit-mètre nécessite un étalonnage quotidien des volumes et/ou des débits, ou à tout le moins lors de chaque nettoyage du capteur et ce, à l'aide d'une seringue (au moins 3 litres) permettant de propulser ce gaz à différentes vitesses et par une vérification quotidienne du thermostat (Laszlo, 2006).

D'autre part, la mesure du débit sera influencée par la composition, la température et le degré d'humidité du gaz. Si l'étalonnage utilise l'air ambiant, les volumes inspirés sont exacts mais les volumes expirés, plus chauds, saturés de vapeur d'eau et plus riches en CO_2, seraient quelque peu sous-estimés. L'erreur probable, estimée après correction BTPS, atteint 2,1%. Les différences deviennent plus importantes si l'on utilise des mélanges gazeux différents, comme les mélanges He/O_2 (Quanjer et al., 1993).

II.1.1.3. Le Powerbreathe®

Le Powerbreathe® (firme Gaiam®) (Caine and McConnell, 2000) permet l'entraînement de la force inspiratoire. Une valve unidirectionnelle et dont le degré d'occlusion est réglable provoque un frein à l'inspiration, correspondant à une manœuvre de Müller plus ou moins intense ; l'expiration reste libre. Cet appareil propose une graduation de 1 à 9, correspondant à différents niveaux d'entraînement, eux-mêmes exprimés en cmH$_2$O (Tableau 4 établi par la firme GAIAM®).

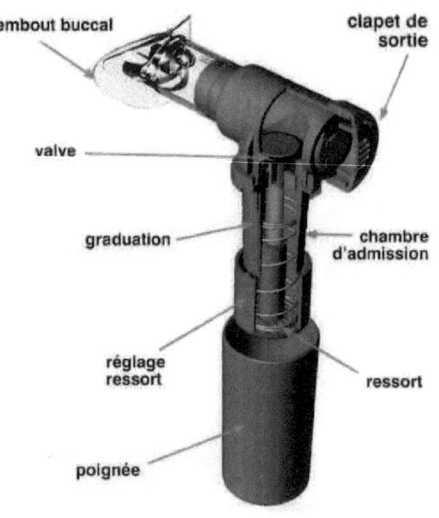

Figure 10 : Powerbreathe®

Tableau 4 : Graduation des résistances proposées par le Powerbreathe® Sports Performance

Modèle	Charge (-cmH$_2$O)								
	Niveau 1	Niveau 2	Niveau 3	Niveau 4	Niveau 5	Niveau 6	Niveau 7	Niveau 8	Niveau 9
Performance sportive	10	40	70	100	130	160	190	220	250

Un manomètre traditionnel de pression évalue la résistance (en cmH$_2$O) proposée par ces différents niveaux de réglage. Le manomètre de pression utilisé mesure 135 cm (arbitraire), offrant ainsi une colonne d'eau de 67,5 cm. Cette hauteur autorise une mesure allant jusqu'à 135 cm H$_2$O (67,5 x 2). Un papier millimétré visualise les valeurs recueillies lors de l'inspiration. Le Powerbreathe® est connecté au manomètre de pression par l'intermédiaire d'une pièce métallique cylindrique placée, de manière hermétique, dans l'embout buccal de l'appareil. Le manomètre de pression sera connecté entre la bouche et la valve de résistance du Powerbreathe®. L'eau, présente dans le système de mesure, sera aspirée vers le haut lors de l'inspiration.

La validité du système de graduation du Powerbreathe® a été confirmée sur 5 volontaires qui réalisent plusieurs inspirations contre résistance, en commençant par le premier niveau, puis en augmentant progressivement la résistance jusqu'au cinquième niveau proposé par le dispositif. Ces valeurs expriment un indice précis du niveau de résistance offert par le Powerbreathe® et ce, en fonction du niveau de réglage : elles correspondent étroitement aux valeurs de la firme Gaiam®.

II.1.1.4. Le Threshold IMT®

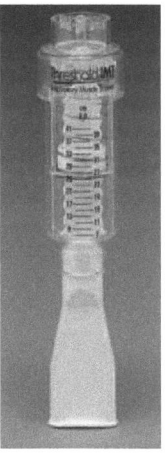

Le Threshold® IMT (**Figure 11**) permet l'entraînement des muscles inspiratoires. Une résistance est développée par une soupape à ressort qui freine l'inspiration (lente ou rapide) du patient. Le patient doit inspirer avec une force suffisante pour ouvrir la soupape, qui restera ouverte aussi longtemps que la pression seuil est atteinte ou dépassée.

Le Threshold®, couramment utilisé en clinique, offre des résistances inspiratoires jusqu'à 42 cmH$_2$O.

Figure 11 : Illustration du Threshold® IMT, Respironics

II.1.1.5. L'échelle de Borg (Figure 12)

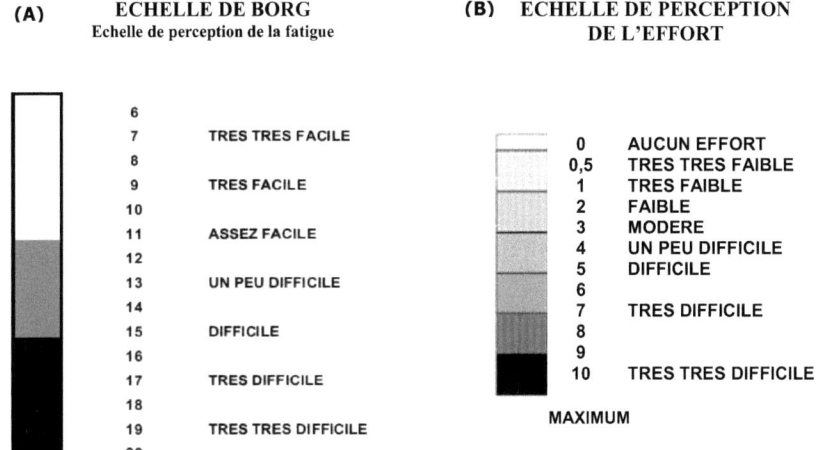

Figure 12 : Echelle de Borg graduée de 6 à 20 (A) et échelle modifiée de perception de l'effort graduée de 0 à 10 (B)

L'échelle de Borg apprécie la sensation de pénibilité liée à l'effort physique, la fréquence cardiaque, le rythme respiratoire, la transpiration et l'apparition de la fatigue musculaire. Les praticiens conviennent généralement qu'une estimation comprise entre 12 et 14 sur l'échelle de Borg correspond à celle d'une activité physique d'intensité modérée (Wilmore and Costill, 2006). Une échelle graduée de 0 à 10 est également disponible (Borg, 1982; Eakin et al., 1998; Noble et al., 1983). L'inconvénient de ce type d'échelles réside dans leur caractère subjectif.

II.1.2. Déroulement des épreuves

Standardisation

Afin d'assurer la fiabilité de nos résultats, toutes les recommandations relatives à la standardisation des explorations fonctionnelles respiratoires ont été scrupuleusement respectées (Hayot et al., 2002). Les expérimentations se déroulent dans le même local et avec le même matériel pour chaque patient. L'affichage des deux courbes volume/temps et débit/volume permet une visualisation directe de chaque manœuvre grâce à un contrôle qualité optimal. L'étalonnage spirométrique quotidien, à l'aide d'une seringue de trois litres, détecte tout problème éventuel et précise l'éventuelle variabilité du laboratoire d'un jour à l'autre. Les volumes gazeux variant en fonction de leur température, la normalisation des résultats autorise leur comparaison : tous les résultats spirométriques sont exprimés en conditions BTPS. La température, mesurée directement par l'appareil qui dispose d'une sonde propre, est contrôlée par un thermomètre indépendant. La pression atmosphérique et le degré hygrométrique sont mesurés par un baromètre et un hygromètre indépendants. Ces différentes données, transmises au logiciel de spirométrie, assurent la conversion des volumes mesurés dans les conditions ambiantes (ATPS) en conditions BTPS.

La reproductibilité des données peut être affectée par la position du patient (Fiz et al., 1990; Fiz et al., 1991; Ng and Stokes, 1991) ; en conséquence, une et une seule position (assise) est systématiquement retenue, dont les modalités sont les suivantes :

- sujet assis, le buste reste droit du début à la fin de l'expérimentation (interdiction de mobiliser le tronc lors des manœuvres) ;
- rachis cervical en position physiologique, (pas de mouvements de flexion-extension autorisés) ;
- pas de vêtements étroits ;
- jambes verticales et parallèles ;
- une main tient le pneumotachographe, l'autre main repose sur la cuisse homolatérale ;
- utilisation obligatoire du pince-nez lors de toutes les manœuvres, excepté la SNIP ;
- embout buccal inséré entre les lèvres et l'alignement dentaire ;
- embout buccal vigoureusement serré afin d'éviter les fuites.

Spirométrie

Le sujet bénéficie d'un «repos relatif» de 15 minutes avant l'épreuve (Quanjer et al., 1993). Pendant celui-ci, le sujet reste assis sur la chaise d'expérimentation (hormis pour la mesure du poids et de la taille), répond aux différentes questions et prend connaissance des modalités d'exécution du test. Les critères déterminés par l'American Thoracic Society et l'European Respiratory Society sont respectés.

Les paramètres suivants sont notés :

- Nom et prénom ;
- Sexe ;
- Date de naissance ;
- Taille debout : distance située entre le plan des pieds (sans chaussures) et le sommet de la tête, le sujet en position debout verticale, les bras le long du corps ; se mesure à l'aide d'une toise. Le sujet doit être adossé à la toise avec un contact des talons, des fesses, du dos et si possible de la tête. On assure ainsi la rectitude du corps et une position correcte de la tête ;
- Poids : se mesure à l'aide d'un pèse-personne. Les sujets portent un minimum de vêtements (chemise/top, pantalon/jupe et chaussettes), sans chaussures ;
- BMI (Body Mass Index) : rapport poids / taille^2 ;
- Tabagisme : nombre quotidien de paquets de cigarettes fumés, reporté en nombre de paquets/année ;
- Activités sportives : volume horaire hebdomadaire consacré à une activité sportive (h) ;
- EFR antérieures : l'expérimentateur questionne le sujet sur d'éventuelles épreuves spirométriques antérieures ;
- Rhinite de moins d'une semaine : présence éventuelle d'une rhinite (inflammation aiguë ou chronique de la muqueuse des fosses nasales) la semaine précédant le test ;
- Remarque particulière sur le plan respiratoire et O.R.L. : le sujet doit préciser s'il présente d'éventuelles particularités anatomiques, antécédents ou pathologies respiratoires et/ou ORL.

Aucun traitement médicamenteux ne peut avoir été administré dans le mois précédant l'épreuve. Les sujets ne doivent pas avoir mangé et les fumeurs ne peuvent avoir fumé dans l'heure qui précède les tests.

1. <u>Capacité Vitale Forcée</u>

Le sujet inspire rapidement et de manière maximale à partir de la capacité résiduelle fonctionnelle (CRF). L'embout buccal doit être mis en place en s'assurant de la fermeture correcte des lèvres et l'absence d'obstruction par la langue ; le tronc demeure vertical (pas d'antéflexion en fin d'expiration) (**Figure 13**). La manœuvre de CVF démarre alors rapidement afin de ne pas réduire le débit expiratoire de pointe (DEP) ou le VEMS ; en effet, de telles réductions ont été décrites lorsque l'inspiration qui précède immédiatement l'expiration est lente et/ou lorsqu'il existe une pause à la capacité pulmonaire totale (CPT) (Miller et al., 2005). Le sujet bénéficie de divers encouragements verbaux pendant toute la manœuvre.

La manœuvre de CVF comporte 3 phases distinctes :
- inspiration maximale,
- première expiration « explosive »,
- expiration complète jusqu'à la fin du test.

Le spiromètre peut accumuler des volumes pendant au moins 15 secondes et mesurer des volumes de 8 l (BTPS) avec une exactitude d'au moins 3% ou 0,050 l si cette valeur est plus élevée, avec des débits compris entre 0 et 14 l.s^{-1}. La résistance totale à l'écoulement d'air à 14 l.s^{-1} est inférieure à 1,5 cmH$_2$O l.s^{-1}. Cette résistance totale concerne tous les tubes, valves, pré-filtres, etc., placés entre le patient et le spiromètre. Le contrôle qualité et l'étalonnage scrupuleux des appareils sont indispensables.

L'acceptabilité d'une manœuvre expiratoire forcée nécessite un début et une fin de test satisfaisants, ainsi que l'observation d'une phase de plateau lors de la courbe volume-temps. L'expérimentateur veille à ce que le patient comprenne effectivement les instructions et effectue une inspiration maximale et une expiration d'abord brutale puis régulière et continue, l'effort demeurant maximum (Miller et al., 2005).

Les conditions suivantes sont nécessaires afin de valider la manœuvre (Miller et al., 2005) :

- expiration initiale satisfaisante, sans hésitation excessive et avec un volume expiré extrapolé n'excédant pas 5% de la CVF ou 0,150 L si cette valeur est plus élevée,
- absence de toux pendant la première seconde de la manœuvre ou, au-delà de cette durée, de tout effort de toux susceptible d'altérer les résultats,
- absence d'arrêt expiratoire prématuré,
- absence de manœuvre de Valsalva (fermeture de la glotte) et d'hésitation pendant la manœuvre, susceptible de bloquer ou de freiner le passage de l'air et de nature à modifier le VEMS ou la CVF,
- absence de fuites,
- absence d'obstruction de l'embout buccal,
- absence de signes suggérant une inspiration complémentaire pendant la manœuvre.

<u>Critères d'acceptabilité de la manœuvre (ATS/ERS)</u>

Selon les normes ATS/ERS, l'acceptabilité de la manœuvre de capacité vitale forcée repose sur trois critères :

1. *Epreuves sans artefacts, définis de la manière suivante :*

- toux survenant lors de la première seconde d'expiration,
- fin d'expiration précoce (arrêt prématuré),
- effort non constant (sub-optimal durant la mesure),
- fuite,
- embout buccal obstrué.

2. *Début d'expiration correct*

Le début d'expiration sera considéré comme correct si :

- volume extrapolé inférieur à 5% CVF (ou 0,15 l),
- intervalle jusque DEP inférieur à 1,2 secondes,

3. Expiration satisfaisante, à savoir :

- durée expiratoire d'au moins six secondes,
- absence de toux pendant la manœuvre,
- apparition d'un plateau en expiration.

L'épreuve spirométrique doit être répétée à trois reprises ; la meilleure courbe est sélectionnée par le logiciel et les meilleures valeurs de CVF, de DEP et de VEMS sont retenues. L'indice de Tiffeneau est automatiquement extrapolé ; le DEP est dérivé de la mesure de CVF.

2. <u>PI MAX</u>

La pression statique maximale inspiratoire (PI max), produite au niveau buccal, constitue un indice simple appréciant la force des muscles inspiratoires. La pression mesurée résulte effectivement de la pression développée par ces muscles respiratoires. Pour des raisons de standardisation, cette mesure se réalise au niveau de la CRF afin d'éviter la pression complémentaire de recul élastique du poumon et de la paroi thoracique (Green et al., 2002). Le système de mesure comprend le pneumotachographe, l'embout MIP / MEP (embout avec un orifice permettant d'éviter la fermeture de la glotte ainsi que l'intervention des muscles péri-buccaux pendant la manœuvre), le filtre anti-bactérien et l'embout buccal. Lors du test, les narines fermées par un pince-nez, le sujet ventile calmement. Via le programme informatique, sa respiration est alignée à la CRF. Au début de l'inspiration, l'occlusion est déclenchée et l'examinateur demande au sujet de développer un effort inspiratoire maximal (manœuvre de Müller). L'occlusion dure 3000 ms et une phase de plateau sera maintenue pendant au moins 1000 ms (Green et al., 2002). Le sujet dispose d'un feed-back visuel et bénéficie d'encouragements verbaux. Le test se répète trois fois avec une minute de repos entre chaque répétition ; seule la meilleure valeur est retenue [valeur de pic et valeur moyenne prise sur une seconde (plateau)]. La manœuvre de PI max des patients obstructifs est alignée et déclenchée au niveau du volume résiduel ; en effet, ces patients réalisent plus aisément la manœuvre à partir du volume pulmonaire minimum (Green et al., 2002).

3. <u>PE MAX</u>

La pression statique maximale expiratoire (PE max) recueillie au niveau buccal constitue un indice simple permettant l'évaluation de la force des muscles expiratoires. Pour des raisons de standardisation, cette mesure se réalise à la CRF afin d'éviter la pression complémentaire de recul élastique du poumon et de la paroi thoracique (Green et al., 2002). Les narines sont fermées par l'utilisation d'un pince-nez. Les fuites d'air sont réduites au maximum en serrant les lèvres autour de l'embout buccal. Le sujet ventile calmement à volume courant. Via le programme informatique, sa respiration est alignée à la CRF ; en début d'expiration, l'occlusion est déclenchée et un effort expiratoire maximal (Valsalva) est fourni. L'occlusion dure 3000 ms et une phase de plateau est maintenue pendant au moins 1000 ms (Green et al., 2002). Le patient dispose d'un feed-back visuel et divers encouragements verbaux sont prodigués. Le test se répète trois fois avec une minute de repos entre chaque répétition, seule la meilleure valeur est retenue [valeur de pic et valeur moyenne prise sur une seconde (plateau)]. La manœuvre de PE max des patients obstructifs est alignée et déclenchée au niveau de la capacité pulmonaire totale.

4. SNIP

Le reniflement maximal (sniff test) est une manœuvre inspiratoire brève et rapide, effectuée à travers une narine. Le sujet, à la fin d'une expiration relâchée, renifle à une vitesse et à une intensité maximale. Des consignes détaillées, relatives à l'exécution de la manœuvre, ne sont pas nécessaires, et pourraient même se montrer contre-productives (Green et al., 2002). La pression nasale pendant le sniff est mesurée à l'aide d'une sonde nasale, reliée au pneumatachographe et placée contre l'ouverture de la narine, au travers d'un embout nasal l'occluant complètement (**Figure 14**). Le sujet renifle à travers la narine controlatérale non obstruée. La pression dans la narine obstruée apprécie la pression du naso-pharynx, reflétant elle-même (de façon raisonnable) la pression alvéolaire. Cette dernière apprécie correctement la pression œsophagienne et dans le cas de poumons sains, la pression pleurale (Green et al., 2002). Le niveau minimal de détection de la pression nasale est fixé à 15 cmH$_2$O et le reniflement doit durer moins de 500 ms afin d'être validé par le logiciel (Quanjer et al., 1993). Le sujet, assis droit sur la chaise, la tête légèrement relevée (elle ne peut s'incliner vers l'avant durant l'expérimentation) doit se sentir à l'aise (pas de cravate, ceinture défaite, col de chemise ouvert, jambes décroisées). A la fin du repos, il renifle trois fois avec une narine et trois fois avec la narine controlatérale afin de s'habituer à la manœuvre et de déterminer la narine qui accueillera la sonde. Le choix de cette narine sera objectivement fixé par le nombre et la valeur des reniflements validés par le logiciel.

L'équipement, désinfecté à l'Hibitane® (concentration de 5 mg.ml^{-1}) (Regent Medical®), est séché à l'air après chaque utilisation. Un filtre anti-bactérien (MS028 diamètre 28), à usage unique, est immédiatement placé en aval de la pièce buccale.

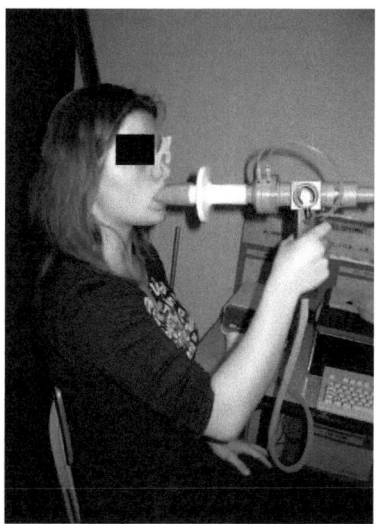

Figure 13 : Position utilisée lors des manœuvres de CVF, PI max et PE max

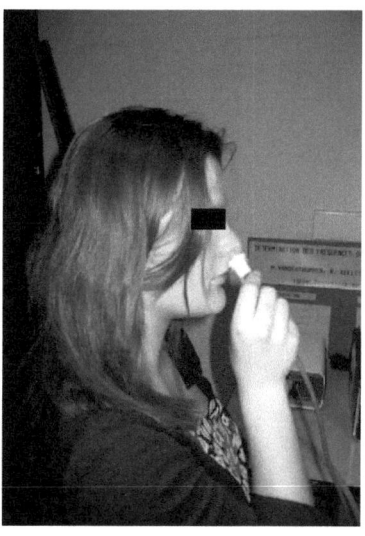

Figure 14 : Illustration de la SNIP

Critères d'exclusion généraux :

- moins de 18 ans et plus de 80 ans,
- pathologie respiratoire et/ou cardiaque symptomatique,
- indice de Tiffeneau inférieur à 75% de la valeur théorique,
- VEMS inférieur à 80% de la valeur théorique,
- grossesse,
- greffé pulmonaire ou autre intervention pulmonaire,
- chirurgie abdominale ou thoracique récente,
- néoplasie broncho-pulmonaire,
- sinusite ou rhinite au cours de la semaine précédant les tests,
- antécédents de pneumothorax ou d'embolie pulmonaire.

Chronologie générale :

- 15 minutes de repos relatif,
- spirométrie (3 manœuvres, 1 minute de repos entre chaque manœuvre),
- 5 minutes de repos,
- PI max (3 manœuvres, 1 minute de repos entre chaque manœuvre),
- 5 minutes de repos,
- PE max (3 manœuvres, 1 minute de repos entre chaque manœuvre),
- 5 minutes de repos,
- Sniff-test (3 manœuvres par narine pour le choix objectivé par feed-back visuel),
- Sniff-test (15 manœuvres en 45 secondes, 3 répétitions, 1 minute de repos entre chaque répétition),
- 5 minutes de repos,
- épreuve de fatigabilité (MMV test ou Sniff-test),
- échelle de Borg.

II.1.3. Reproductibilité

Dix sujets (six hommes et quatre femmes), participent 2 jours consécutifs, à la même heure aux évaluations de PI max, de PE max et de SNIP. Le protocole est identique à celui de l'analyse de la force des muscles respiratoires des sujets sains. Le calcul des coefficients de variation détermine la reproductibilité des données.

Tableau 5 : Moyenne des coefficients de variation, exprimés en %, des différentes mesures de la force des muscles respiratoires

Paramètres	Coefficients de variation (%)
PI max Pic	3,54
PI max moy	3,41
SNIP	4,49
PE max Pic	4,67
PE max moy	3,94

II.1.4. Analyses statistiques

L'étude statistique utilise les logiciels Excel (Microsoft, USA) et SAS (version 8,2) (SAS Institute Inc., Cary, NC, USA).

- Les données continues sont exprimées sous forme de moyennes (Moy) et d'écart-types (ET) ; les données catégorisées sous forme de fréquences et de pourcentages.
- Des analyses de variance simples (ANOVA) déterminent si les variables exercent un effet significatif sur les différentes manœuvres (CVF, VEMS, DEP, SNIP, PI max, PE max).
- Des régressions linéaires objectivent une éventuelle influence de divers paramètres (activité physique, âge, taille, poids, B.M.I.) sur les différentes manœuvres.
- Le test t de Student compare les valeurs des paramètres de spirométrie et de force avec leurs normes.
- L'évolution de la SNIP au cours du temps utilise un modèle linéaire généralisé mixte. La F-value correspond à la valeur du test F de Snedecor ; seule la valeur de p (p-value) est prise en compte pour cette analyse.
- Des tests de corrélation (Pearson et Spearman) déterminent la relation entre les paramètres spirométriques et la force des muscles respiratoires.
- Les éventuelles corrélations entre les différents paramètres et les valeurs obtenues lors des différentes analyses sont recherchées par le test de Pearson. Les coefficients de corrélation sont compris dans l'intervalle -1,00 à +1,00. La valeur -1,00 représente une parfaite corrélation négative tandis que la valeur +1,00 représente une parfaite corrélation positive.

Le seuil de signification statistique est fixé à p inférieur ou égal à 0,05.

II.2. Méthodologie spécifique

Etude 1 : « Evaluation de la force des muscles respiratoires chez le sujet sain jeune »

Méthode

Les tests se déroulent consécutivement sur deux jours et à la même heure, et ce sous la direction du même expérimentateur, dans le même local et avec le même matériel. La spirométrie est réalisée le premier jour ; la force respiratoire le lendemain. La SNIP est évaluée lors des deux examens.

Critères d'exclusion spécifiques

- plus de 30 ans

Chronologie spécifique

Le sniff test (3 manœuvres par narine pour le choix objectivé par feed-back visuel, suivies de 15 manœuvres en 45 secondes, 3 répétitions, 1 minute de repos entre chaque répétition) est réalisé après la spirométrie, et avant les pressions respiratoires.

Etude 2 : « Evaluation, en fonction de l'âge, de la force des muscles respiratoires chez les sujets sains »

Méthode

Chaque sujet est soumis à une seule séance d'évaluation.

Chronologie spécifique

Le sniff test (3 manœuvres par narine pour le choix objectivé par feed-back visuel, suivies de 15 manœuvres en 45 secondes, 3 répétitions, 1 minute de repos entre chaque répétition) est réalisé après la spirométrie, et avant les pressions respiratoires.

Tableau 6 : Equations de références pour établir les valeurs prédites des normes de la CVF, le VEMS, le DEP chez des hommes âgés de 18 à 70 ans (Quanjer et al., 1993)

Mesure	Equation de référence	Ecart-type relatif
CVF (l)	5,76 x Taille – 0,026 x Age – 4,34	0,61
VEMs (l)	4,30 x Taille – 0,029 x Age – 2,49	0,51
DEP (l/s)	6,14 x Taille – 0,043 x Age + 0,15	1,21

Etude 3 : « Entraînement de la force inspiratoire chez le sujet sportif de loisir jeune »

Méthode

Pour chaque sujet sportif de loisir, les épreuves se déroulent à quatre reprises : J0 (avant l'entraînement), puis respectivement après quatre et 8 semaines d'entraînement ; enfin, un dernier test est réalisé 2 semaines après l'arrêt de l'entraînement.

Critères d'exclusion spécifiques

- plus de 30 ans ;
- moins de 3 heures et plus de sept heures de sport hebdomadaire.

Mesure de la fatigabilité des muscles inspiratoires

La fatigabilité des muscles inspiratoires s'apprécie grâce au test de reniflement maximal (Sniff max). Les consignes sont identiques à celles prodiguées lors de la manœuvre classique de reniflement maximal ; le sujet réalise le plus possible de reniflements maximaux, validés par le *Macro 5000®* (15 cmH$_2$0 et 500 ms minimum) et ce, le plus énergiquement et le plus rapidement possible. Dès le début, l'intensité et le rythme seront maximaux et maintenus durant toute l'épreuve. Le nombre de reniflements en 60 secondes est noté ainsi que la moyenne des 3 meilleurs SNIP / tranche de 10 secondes, soit 6 valeurs successives de SNIP.

Chronologie spécifique

Le sniff test (3 manœuvres par narine pour le choix objectivé par feed-back visuel suivies de 15 manœuvres en 45 secondes, 3 répétitions, 1 minute de repos entre chaque répétition) se déroule entre la mesure de la PI max et celle de la PE max. Le test de fatigabilité (maximum de sniff en 60 secondes) suit l'épreuve de Sniff-test, et l'échelle de Borg est proposée au sujet immédiatement après l'épreuve de fatigabilité.

Entraînement

Le sujet effectue 60 inspirations par jour, 7 jours sur 7, à l'aide du Powerbreathe® « sports performance » (Romer et al., 2002a; Volianitis et al., 2001a). La résistance est fixée entre 85 et 90% de la PI max (entraînement de la force des muscles inspiratoires, niveaux correspondant à ceux établis préalablement sur Powerbreathe®).

Les sujets réalisent 5 séries de 6 cycles respiratoires 2 fois par jour, soit 60 respirations, (inspiration contre résistance et expiration libre) à 90% de la PI max calculée à J0, avec 45 secondes de récupération entre chaque série. 30 minutes de repos minimum sont accordées après les 30 premières inspirations.

Après les quatre premières semaines d'entraînement, la résistance du Powerbreathe® sera individuellement ajustée en fonction de la PI max effectivement mesurée après 4 semaines d'entraînement.

Les consignes données aux sujets sont les suivantes :

- position assise, le buste droit ;
- réaliser 30 respirations par session en respectant 5 séries de 6 respirations avec 45 secondes de récupération entre chaque série ;
- respiration rapide et profonde, expiration lente (le sujet ne peut haleter) ;
- lors de l'inspiration, la valve de résistance doit se soulever ; lorsqu'elle devient immobile et que l'air ne pénètre plus, l'expiration peut être amorcée.

Chaque lundi, tous les sujets s'entraînent en présence de l'expérimentateur afin que celui-ci apporte d'éventuelles corrections techniques ou prodigue des informations complémentaires. Un cahier de compliance précise le nombre d'entraînements effectifs.

Etude 4 : « Entraînement de la musculature inspiratoire chez le nageur »

Méthode

Les tests se déroulent à trois reprises ; avant (J0), puis respectivement après 4 et 8 semaines d'entraînement sur Powerbreathe®. Les évaluations sur *Macro 5000*® et en piscine sont réalisées à un jour d'intervalle. Les épreuves de natation se déroulent dans la même piscine.

Critères d'exclusion spécifiques

- plus de 30 ans ;
- sujets fumeurs ;

Chronologie spécifique

Le test de fatigabilité (ventilation maximale minute sur 15 secondes) et l'échelle de Borg clôturent l'examen. La spirométrie s'effectue uniquement lors du pré-test afin d'exclure tout sujet présentant un rapport de Tiffeneau inférieur à 75% et/ou un VEMS inférieur à 80 % des valeurs prédites.

Mesure de la fatigabilité des muscles inspiratoires

La fatigabilité des muscles inspiratoires s'apprécie par le test de ventilation maximum minute (MMV). Ce test consiste à inspirer et expirer complètement (du VRI au VRE), le plus vite possible, dans un spiromètre pendant 15 secondes. Le patient bénéficie de divers encouragements verbaux et d'un feed-back visuel. Dès le début de l'effort, l'intensité et le rythme de la manœuvre devront être maximaux et maintenus durant les 15 secondes. Le test se répète 3 fois, 3 minutes de repos sont accordées entre chaque répétition. La pénibilité du test à la fin de l'épreuve est évaluée par l'échelle de Borg modifiée (score de 0 à 10) (Wilmore and Costill, 2006).

Mesure de la performance en natation

Avant la première spirométrie, les nageurs réalisent (après échauffement) un 200 m crawl à vitesse maximale (bassin de 25 m, départ dans l'eau) et ce, afin d'obtenir une performance chronométrique actualisée.

L'épreuve de natation se déroule en bassin de 25 m, lors de quatre répétitions de 200 m crawl avec 30 secondes de récupération entre les séries :

- premier 200 m (temps de référence plus 30 secondes) ;
  repos 30 secondes + dyspnée sur l'échelle analogique visuelle de Borg modifiée ;
- second 200 m (temps de référence plus 20 secondes) ;
  repos 30 secondes + dyspnée sur l'échelle analogique visuelle de Borg modifiée ;
- troisième 200 m (temps de référence plus 10 secondes) ;
  repos 30 secondes + dyspnée sur l'échelle analogique visuelle de Borg modifiée ;
- quatrième 200 m (vitesse maximale) ;
  repos 30 secondes + dyspnée sur l'échelle analogique visuelle de Borg modifiée.

Entraînement

Les modalités de l'entraînement Powerbreathe® sont expliquées lors du premier test laboratoire.

Les sujets doivent réaliser 60 inspirations par jour, 7 jours sur 7, à l'aide du Powerbreathe® « sports performance » (Romer et al., 2002; Volianitis et al., 2001c), à raison de 5 séries de 6 cycles respiratoires 2 fois par jour, (expiration libre) à 85 - 90% de la PI max évaluée à J0, avec une récupération de 45 secondes entre chaque répétition.

Etude 5 :   « Trainabilité des muscles inspiratoires chez le sujet sain âgé »

Méthode

Les tests se déroulent à trois reprises ; avant (J0), puis respectivement après six semaines d'entraînement et 2 semaines après l'arrêt de l'entraînement.

Critères d'exclusion spécifiques

- moins de 50 ans ;
- la spirométrie s'effectue uniquement lors du pré-test afin d'exclure tout sujet présentant un rapport de Tiffeneau inférieur à 85% des valeurs prédites.

Chronologie spécifique

Le test de fatigabilité (maximum de sniffs en 20 secondes) et l'échelle de Borg clôturent l'examen.

Test de fatigabilité

Les consignes sont identiques à celles prodiguées lors du test de reniflement maximal classique, mais le sujet réalise le plus de reniflements rigoureux validés par l'appareil pendant 20 secondes. Durant toute l'épreuve, l'intensité et le rythme de la manœuvre seront maximaux, les sujets bénéficient d'encouragements verbaux et d'un feed-back visuel. Le niveau minimal de détection de la pression nasale est déterminé à 15 cm d'H_2O et la durée de la manœuvre doit être inférieure à 500 ms pour être validée. A la fin de l'épreuve, l'échelle de Borg modifiée apprécie la pénibilité de l'effort.

Entraînement

Les modalités d'entraînement sont expliquées le jour du pré-test ; par ailleurs, le sujet reçoit une notice et un cahier de compliance. Chaque sujet réalise 60 inspirations par jour, 7 jours sur 7, à l'aide de l'appareil Powerbreathe®.

L'entraînement est fractionné en 3 parties :

- 5 séries de 6 cycles respiratoires (30 respirations) avec une récupération de 30 secondes entre chaque série,
- 15 minutes de repos,
- 5 séries de 6 cycles respiratoires (30 respirations) avec une récupération de 30 secondes entre chaque série.

L'inspiration se déroule contre résistance, l'expiration reste libre. La résistance de travail est établie sur chaque appareil à 85% de la PI max mesurée lors du pré-test de chaque sujet.

Etude 6 : « Evaluation de la force des muscles respiratoires chez le patient BPCO »

Méthode

Les tests se déroulent à deux reprises (J0 = premier jour de prise en charge et J+1) avant une séance de revalidation pulmonaire. Un appareil portatif de mesure de la saturation partielle du sang en oxygène (SpO_2) et de la fréquence cardiaque (FC) assure un suivi immédiat de ces paramètres, permettant de prévenir toute défaillance éventuelle. Les séances de revalidation pulmonaire comportent 30 à 40 minutes de bicyclette ergométrique, 30 à 40 minutes de marche sur tapis roulant, des exercices isométriques des quadriceps, 30 minutes de gymnastique et par ailleurs divers exercices respiratoires à domicile. Les intensités des exercices sont définies à partir des résultats d'une épreuve ergométrique fonctionnelle respiratoire réalisée au premier jour de la prise en charge (J0 de l'étude). Le stade des patients est déterminé selon l'échelle de GOLD (**Tableau 6**), les patients inclus dans cette étude devant au minimum faire partie du stade I.

Critères d'exclusion spécifiques

- Indice de Tiffeneau supérieur à 75% des valeurs prédites,
- VEMS supérieur à 80% des valeurs prédites.

Tableau 7 : Echelle de GOLD (Global initiative on Obstructing Lung Disease) (Pauwels et al., 2001a; Pauwels et al., 2001b)

Stade	Caractéristiques
0 – à risque	- Symptômes chroniques • Toux • Expectorations - EFR normaux (VEMS/CV >= 75%)
1 – BPCO légère	- VEMS/CV < 70 % - VEMS >= 80% valeur prédictive Avec ou sans symptômes chroniques.
2 – BPCO modérée	- VEMS/CV < 70% - 50 <= VEMS < 80% valeur prédictive
3 – BPCO sévère	- VEMS/CV < 70% - 30% <= VEMS < 50% valeur prédictive
4 – BPCO très sévère	- VEMS/CV < 70% - VEMS < 30% valeur prédictive, Ou bien : - VEMS < 50% valeur prédictive - Et insuffisance respiratoire ou insuffisance cardiaque droite

Chronologie spécifique

La PE max est évaluée avant la PI max. Les pressions respiratoires maximales PI max et PE max sont évaluées à la CRF au J0 ; à la CPT (PE max) et au VR (PI max) au J+1.

Etude 7 : « Revalidation pulmonaire et force des muscles respiratoires du patient BPCO »

Méthode

Les tests se déroulent à trois reprises (J0, puis respectivement après 6 semaines et 3 mois de revalidation pulmonaire) et ce, avant la séance. La méthodologie utilisée correspond à celle décrite à la page précédente (Etude 6).

Critères d'exclusion spécifiques

- Indice de Tiffeneau supérieur à 75% des valeurs prédites.

Chronologie

La PE max est évaluée avant la PI max. Les pressions respiratoires maximales PI max et PE max sont évaluées à la CPT (PE max) et au VR (PI max).

Etude 8 : « Entraînement de la musculature inspiratoire chez le patient BPCO »

Méthode

Les tests se déroulent à deux reprises : respectivement au J0 et après 8 semaines d'entraînement sur Threshold®. La méthodologie utilisée correspond à celle décrite page 33 (Etude 6).

Critères d'exclusion spécifiques

- Indice de Tiffeneau supérieur à 75% des valeurs prédites

Chronologie spécifique

La PE max est évaluée après la PI max. Les pressions respiratoires maximales PI max et PE max sont évaluées à la CPT (PE max) et au VR (PI max).

Entraînement

Chaque patient BPCO réalise 3 x 10 inspirations quotidiennes avec l'appareil Threshold®.

L'entraînement est expliqué individuellement à chaque patient lors de la première séance de revalidation pulmonaire. Les séances de revalidation pulmonaire comprennent une des 3 séries de 10 inspirations au Threshold®, afin que l'expérimentateur puisse vérifier l'utilisation adéquate du système. Chaque sujet reçoit un cahier de compliance, appréciant le nombre d'entraînements effectivement réalisés. Les patients suivent tous un programme de revalidation pulmonaire.

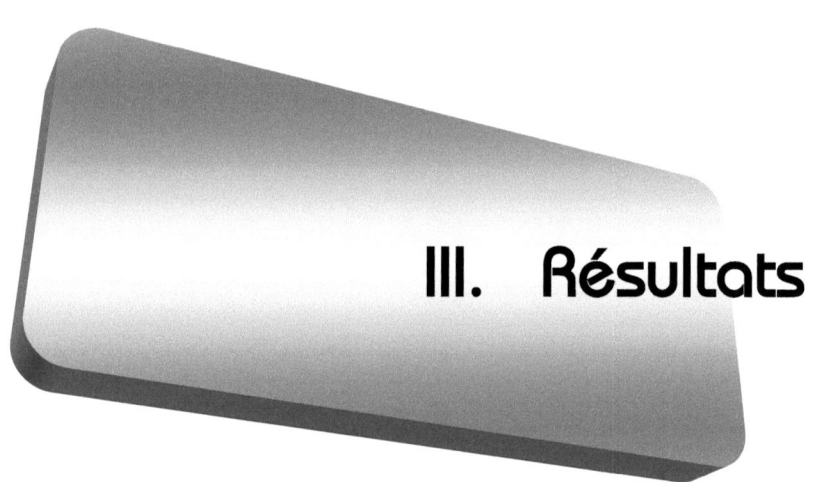

III. Résultats

Etude 1 :
Evaluation de la force des muscles respiratoires chez le sujet sain jeune

Population

Le **Tableau 8** présente les caractéristiques biométriques générales de la population (40 sujets : 23 femmes, 17 hommes). Les hommes présentent des moyennes plus élevées de taille, poids, B.M.I. et âge que les femmes ; le BMI reste dans les normes (sujets masculins : 20,7 à 26,4 ; sujets féminins : 19,1 à 25,8) (Eknoyan, 2008). Il n'existe pas de différence concernant les activités sportives pratiquées.

Le nombre de fumeurs, la consommation de tabac, la présence d'EFR antérieures ou de rhinites n'apparaissent pas différents chez les femmes.

Tableau 8 : Caractéristiques de la population étudiée

	Population générale (n = 40)	Femmes (n=23)	Hommes (n=17)	Différence Hommes/femmes (valeur de p)
Age (an) (moy ± ET)	23,1 ± 3	21,9 ± 2,2	24,8 ± 3,1	0,0019*
Taille (cm) (moy ± ET)	171 ± 0,1	165 ± 0,1	180 ± 01	<0,0001*
Poids (kg) (moy ± ET)	69,3 ± 15,5	59,8 ± 6,8	82,1 ±14,8	<0,0001*
BMI (moy ± ET)	23,4 ± 3,5	21,9 ± 2	25,2 ± 4,1	0,0020*
Activité sportive hebdomadaire (h) (moy ± ET)	4,5 ± 5	4,1 ± 4,5	5,1 ± 5,7	0,52
EFR antérieures				
Oui n (%)	16 (40%)	9 (39,1%)	7 (41,2%)	0,8994
Tabagisme				
Fumeurs n (%)	13 (32,5%)	8 (34,8%)	5 (29,4%)	0,7283
Paquets/semaine	2,6 ± 2,7	3 ± 2,8	1,8 ± 2,2	0.6891
Rhinites				
Oui n (%)	17 (42,5%)	9 (39,1%)	8 (47%)	0,431

Spirométrie

Les normes pour la CVF, le VEMS et le DEP ont été calculées au moyen d'équations de référence (Quanjer et al., 1993) (**Tableau 9**).

Les sujets masculins présentent une CVF, un VEMS et un DEP moyens plus élevés que les femmes ; tous les sujets présentent un indice de Tiffeneau supérieur à 75% et un VEMS supérieur à 80%. Le rapport de Tiffeneau ne présente pas de différence significative.

Tableau 9 : Mesures de CVF, VEMS et DEP

	Population générale (Moy±ET) n=40	Femmes (Moy±ET) n=23	Hommes (Moy±ET) n=17	Différence Hommes/Femmes (valeur de p)
CVF				
mesurée (l)	5 ± 1,1	4,3 ± 0,5	6,1± 0,7	< 0,0001*
(% de la valeur prédite)	111,8 ± 9,5	110,1 ± 8,9	113 ± 10,4	0,53
VEMS				
mesuré (l)	3,8 ± 0,9	3,2 ± 0,6	4,6 ± 0,5	<0,0001*
(% de la valeur prédite)	98,3 ± 12,4	95,2 ± 13,8	102,5 ± 8,9	0,06
DEP				
mesuré (l/s)	7,5 ± 2,7	5,8 ± 1,9	9,7 ± 2,1	<0,0001*
(% de la valeur prédite)	85,9 ± 23,2	79 ± 23,6	95,3 ± 19,5	0,03*
Tiffeneau				
mesuré (l)	7,6 ± 0,8	7,6 ± 0,9	7,6 ± 0,5	0,5350
(% de la valeur prédite)	88,1 ± 0,9	86,2 ± 0,1	91,8 ± 0,6	0,0714

Evaluation de la force des muscles respiratoires

Le **Tableau 10** présente les valeurs mesurées de SNIP, de PI max, de PE max. Le « % norme » indique l'écart pourcentuel calculé entre la valeur mesurée et sa norme.

Tableau 10 : Valeurs mesurées de PI max, de PE max et de SNIP

	Population générale (n=40)	Femmes (n=23)	Hommes (n=17)	Hommes/Femmes (valeur de p)
PI max				
Pic (cmH$_2$O)	122,8 ± 34,6	107,9 ± 34,7	142,9 ± 22,8	0,0009*
Plateau (cm H$_2$O)	116,1 ± 34,3	102,7 ± 33,9	134,3 ± 25,8	0,0027*
% norme	128,3 ± 36,5	132,5 ± 43,8	122,7 ± 23,6	0,4059
PE max				
Pic (cmH$_2$O)	110,7 ± 34,2	96,3 ± 31,5	130,1 ± 28,1	0,0012*
Plateau (cm H$_2$O)	103,3 ± 31,7	90,4 ± 29,4	120,7 ± 26,5	0,0018*
% norme	102,1 ± 30,1	107,6 ± 35	94,7 ± 20,8	0,18
SNIP				
Mesuré (cm H$_2$O)	83,2 ± 27,4	71,9 ± 24,4	98,48 ± 24,1	0,0015*
% norme	81,83 ± 24,4	79,7 ± 26,9	84,6 ± 20,9	0,5368
Manœuvres valides /15	10,6 ± 4,8 (70,7%)	10,2 ± 4,6 (68,1%)	11,1 ± 5 (74,1%)	0,5607
Position du meilleur sniff /15	8,4 ± 5,2	8 ± 5,3	8,8 ± 5,2	0,6455

Les SNIP mesurées apparaissent inférieures aux prédictions alors que les PI max et les PE max dépassent les normes. Les PI max, PE max et SNIP apparaissent plus élevées pour la population masculine. Les sujets sont capables de réaliser entre 10 et 11 manœuvres de SNIP valides, et la meilleure valeur de SNIP est relevée en moyenne au huitième essai.

La **Figure 15** compare les moyennes mesurées et calculées lors des évaluations de la force des muscles respiratoires et ce pour les populations masculine et féminine.

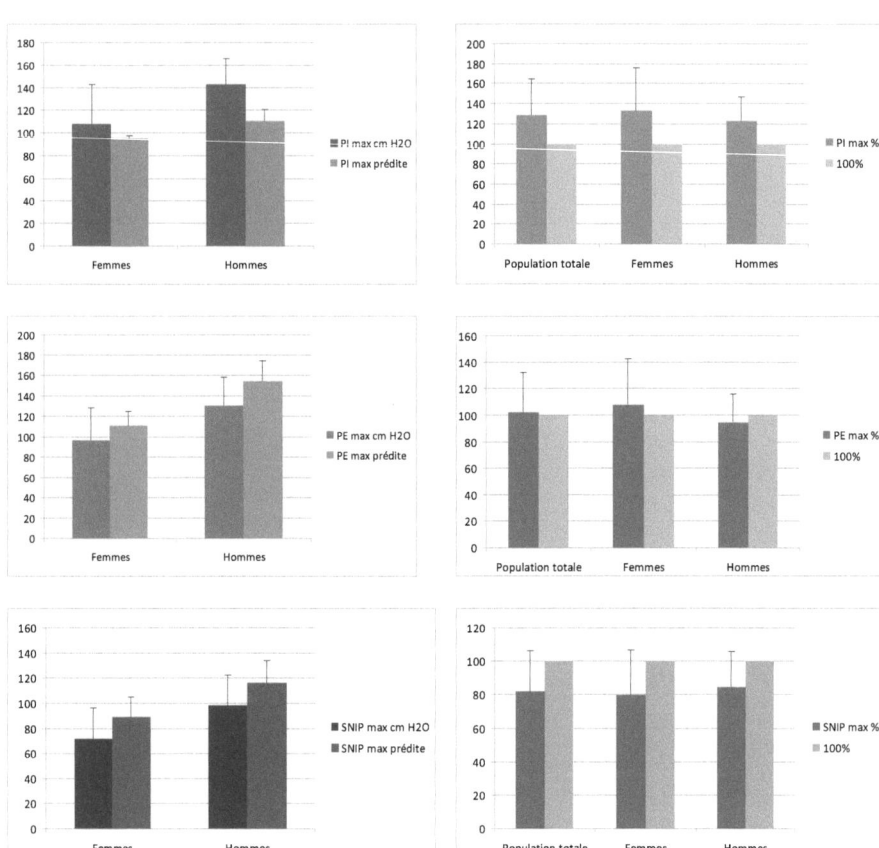

Figure 15 : Mesure de la force respiratoire chez les hommes et les femmes

Les analyses de variance et régressions linéaires ont permis d'examiner l'influence de différents facteurs (sexe, activité sportive, âge, taille, poids, B.M.I., tabagisme et rhinite) sur chacun des trois paramètres (PI max : **Tableau 11** ; PE max : **Tableau 12** et SNIP : **Tableau 13**). La SNIP se définit par une valeur mesurée (m) et l'écart pourcentuel entre les valeurs et leurs normes (%). La PI max et la PE max sont définies par leur valeur mesurée de pic (pic), leur valeur moyenne mesurée durant une seconde (moy) et l'écart pourcentuel entre les valeurs et leurs normes (%). Un test de Wilcoxon détermine l'absence de relation (influence éventuelle de l'apprentissage et des conditions environnementales) entre le premier et le second jour de la SNIP (Z: 0,447 et p : 0,655).

Tableau 11 : Effets de différents paramètres sur la PI max

PI max	PI max pic	PI max moy	PI max%
Sexe			
CV	24,636	26,496	28,565
p value	**0,0009***	**0,0027***	0,4059
Sport			
CV	27,191	28,261	27,879
p value	0,05	**0,0411***	0,1128
CV hommes	13,844	16,87	
p value	**0,0249***	**0,0302***	
CV femmes	33,405	33,26	
p value	0,42	0,4065	
Age			
CV	28,119	29,426	28,499
p value	0,2731	0,2853	0,3522
CV hommes	15,909	19,127	
p value	0,31	0,306	
CV femmes	31,118	32,058	
p value	0,1304	0,1381	
Taille			
CV	24,95	26,581	28,829
p value	**0,0014***	**0,0031***	0,9735
CV hommes	16,432	19,829	
p value	0,8147	0,9707	
CV femmes	31,601	32,669	
p value	0,1983	0,2327	
Poids			
CV	24,685	25,897	28,743
p value	**0,0009***	**0,0011***	0,6353
CV hommes	16,196	19,138	
p value	0,4907	0,3098	
CV femmes	30,499	31,517	
p value	0,077	0,0887	
BMI			
CV	26,264	27,304	28,605
p value	**0,0119***	**0,0093***	0,44
CV hommes	16,055	19,003	
p value	0,3933	0,2661	
CV femmes	31,826	32,72	
p value	0,2429	0,2435	
Tabac			
CV	28,565	29,877	28,814
p value	0,8842	0,9826	0,8386
Rhinite			
CV	28,573	29,869	28,736
p value	0,98	0,887	0,6207

* = p < 0,05

Tableau 12 : Effets de différents paramètres sur la PE max

PE max	PE max pic	PE max moy	PE max%
Sexe			
CV	27,174	27,298	29,213
p value	**0,0012***	**0,0018***	0,1844
Sport			
CV	30,469	30,079	29,56
p value	0,1653	0,1131	0,349
CV hommes	20,051	19,752	
p value	0,0806	**0,0464***	
CV femmes	33,425	33,259	
p value	0,9569	0,8895	
Age			
CV	29,732	30,216	29,684
p value	0,0524	0,1408	0,4529
CV hommes	20,603	22,161	
p value	0,1325	0,429	
CV femmes	33,001	32,804	
p value	0,4681	0,4446	
Taille			
CV	28	28,127	29,783
p value	**0,004***	**0,006***	0,575
CV hommes	21,873	22,325	
p value	0,4681	0,521	
CV femmes	31,986	32,141	
p value	0,1786	0,233	
Poids			
CV	28,476	28,901	29,715
p value	**0,0081***	**0,0189***	0,4868
CV hommes	22,24	22,596	
p value	0,8334	0,8038	
CV femmes	32,922	32,588	
p value	0,4291	0,3551	
BMI			
CV	29,992	30,201	29,793
p value	0,0779	0,1374	0,5912
CV hommes	22,064	22,645	
p value	0,6003	0,9905	
CV femmes	33,416	33,255	
p value	0,9042	0,8744	
Tabac			
CV	31,26	31,1	29,846
p value	0,9601	0,93	0,6933
Rhinite			
CV	31,238	31,068	29,906
p value	0,8159	0,773	0,9471

* = p < 0,05

Tableau 13 : Influence de différents paramètres sur le reniflement maximal (SNIP)

	SNIP max pic	SNIP max %
Sexe		
CV	29,198	30,085
p value	**0,0015***	0,5368
Sport		
CV	32,65	29,832
p value	0,1929	0,3136
CV hommes	24,078	
p value	0,2403	
CV femmes	34,691	
p value	0,7165	
Age		
CV	33,156	30,17
p value	**0,0489***	0,4529
CV hommes	25,232	
p value	0,8861	
CV femmes	32,803	
p value	0,1192	
Taille		
CV	30,501	30,09
p value	**0,0091***	0,5427
CV hommes	24,954	
p value	0,5589	
CV femmes	34,789	
p value	0,8997	
Poids		
CV	31,343	30,104
p value	**0,0291***	0,5627
CV hommes	24,732	
p value	0,4381	
CV femmes	33,23	
p value	0,1684	
BMI		
CV	32,594	30,142
p value	0,1766	0,6249
CV hommes	24,077	
p value	0,2401	
CV femmes	31,727	
p value	0,0514	
Tabac		
CV	33,383	30,191
p value	0,8613	0,7371
Rhinite		
CV	33,202	29,929
p value	0,5074	0,3799

* = p < 0,05

Le sexe, la taille, le poids et l'âge sont significativement corrélés à la SNIP ; par contre on n'observe aucune influence de l'activité sportive, du tabagisme et de la rhinite. Le BMI influence significativement la SNIP de la population globale et masculine. L'activité sportive augmente la valeur calculée de la SNIP des femmes uniquement.

Le tabagisme et la rhinite n'influencent pas les PI max ; par contre, le sexe, la taille, le poids, le BMI et l'activité physique exercent un effet significatif sur la PI max des hommes.

L'âge, le BMI, le sexe, la taille, l'activité physique (hommes) et le poids influencent significativement la PE max.

Discussion

La force inspiratoire s'apprécie plus correctement par la mesure de la pression œsophagienne lors d'un sniff maximal que par la pression inspiratoire maximale contre occlusion (PI max) (Laroche et al., 1988). Le sniff, manœuvre dynamique, augmente le volume pulmonaire, ce qui entraîne une distorsion de la cage thoracique (Uldry and Fitting, 1995) et une perte de tension musculaire en raison de la modification de la relation force-vitesse (Gandevia et al., 1992). Lors de la PI max, la longueur et la configuration diaphragmatique se modifient, et, en conséquence, ce dernier ne développe plus un effort essentiellement isométrique (Gandevia et al., 1992). Le sniff, effort simple et naturel, contraste avec l'inspiration soutenue contre une occlusion, parfois qualifiée de pénible, voire même douloureuse (Uldry and Fitting, 1995). Les sujets réalisent un effort sous-maximal lors de la manœuvre de PI max ; le niveau de recrutement musculaire inspiratoire diffère lors des deux manœuvres (Nava et al., 1993). La valeur moyenne mesurée de SNIP atteint 83,19 cmH_2O, soit 81,83% de la norme. Notre protocole (45 secondes) comprend 15 reniflements maximaux séparés par deux respirations buccales ; le protocole de référence (utilisé pour le calcul pourcentuel par rapport à la norme) utilise 10 reniflements maximaux séparés chacun par 30 secondes, permettant une récupération supplémentaire (Uldry and Fitting, 1995). Même si le reniflement n'induit pas, à priori, de la fatigue, notre protocole pourrait quelque peu affaiblir les sujets, entraînant une réduction de leur performance maximale. Une SNIP moyenne de 85 cmH_2O a été obtenue avec un protocole expérimental présentant quelques différences d'appareillage et de type de sonde nasale (Heritier et al., 1994).

Notre protocole comporte 15 reniflements, compromis entre rigueur scientifique et pragmatisme (Fitting, 2006; Lofaso et al., 2006). La meilleure valeur de reniflement lors du protocole de référence (Uldry and Fitting, 1995) était observée entre la 8ème et la 10ème valeur. Nous confirmons que la meilleure valeur se manifeste effectivement lors de la 8ème mesure. Un reniflement avec une narine ouverte donne de meilleurs résultats que lorsque les deux narines sont obstruées (Heijdra et al., 1993) ; c'est pourquoi nous avons opté pour cette modalité de mesure de la SNIP (une narine libre).

La PI max moyenne atteint 116,1 cmH_2O et la PE max 103,3 cmH_2O, soit respectivement 128,3% et 102,1% des normes de référence (Uldry and Fitting, 1995). Les femmes se situent généralement au-dessus des normes et les hommes en dessous. Certains protocoles (Uldry and Fitting, 1995) proposent 4 manœuvres ; si la valeur maximale n'est pas atteinte après 4 essais, l'épreuve se poursuit jusqu'à ce qu'elle soit effectivement obtenue. Notre étude semble moins sollicitante en raison d'un nombre moindre et fixé de manœuvres (n=3), mais elle pourrait s'avérer plus incertaine par rapport au caractère réellement maximal de l'effort. Nous souhaitions que tous les sujets bénéficient des mêmes conditions expérimentales et ce afin d'éviter toute fatigue complémentaire, susceptible d'influencer les tests ultérieurs.

Notre protocole n'exclut pas les sujets éventuellement atypiques (asthme léger, rhinite) ou présentant une déviation de cloison nasale ; ces « troubles » asymptomatiques n'ont nécessité aucun traitement médicamenteux un mois avant l'expérimentation. Le caractère sain de notre population est confirmé lors de l'étude spirométrique : tous les sujets présentent un indice de Tiffeneau supérieur à 75%, la CVF atteint 112% de la norme et le VEMS 98%, le DEP atteint 86% des valeurs de référence.

Le feedback visuel motive le développement d'efforts maximaux ; par ailleurs, les sources potentielles de variation, comme le niveau de volume pulmonaire (CRF pour une meilleure standardisation) et le type de pièce buccale (embout cylindrique et pièce buccale moulée) sont réduites au maximum (Lofaso et al., 2006). Les différentes manœuvres se caractérisent par un coefficient de variation moyen compris entre 3 et 5%, confirmant d'autres études (6% pour la SNIP et 5,7% pour la PI max) (Maillard et al., 1998) et ce, malgré la relative incertitude quant au développement d'un effort maximal (Aldrich and Spiro, 1995; Green et al., 2002). Les sujets normaux devraient théoriquement solliciter de façon maximale leurs muscles respiratoires et non respiratoires lors d'efforts volontaires (Gandevia and McKenzie, 1985). L'expérience montre cependant que certains sujets expérimentés n'atteignent pas cet objectif (Bigland-Ritchie et al., 1992), les novices rencontrent des difficultés plus significatives (Allen et al., 1995). Il s'avère parfois difficile d'apprécier si une réduction de la pression buccale correspond effectivement à un réel déficit de force respiratoire ou si elle n'exprime qu'une simple réduction de l'activation neuromusculaire (De Troyer et al., 1998). Les efforts sous-maximaux s'accompagnent régulièrement d'une variabilité plus importante des mesures, et ce par rapport aux manœuvres maximales (Green et al., 2002).

La variabilité de la force des muscles respiratoires (inter-individuelle et intra-individuelle) apparait plus importante que celle de la capacité vitale. La PI max pourrait s'avérer plus sensible que la capacité vitale afin de détecter un déficit musculaire inspiratoire, et ce en raison du caractère curvilinéaire de la relation observée entre la capacité vitale et la PI max buccale, justifiant la réduction plus précoce de la force inspiratoire par rapport à la réduction du volume pulmonaire mobilisable (Green et al., 2002). La variabilité inter-individuelle de la force respiratoire confirme la variabilité classique de la force générale au sein d'une population normale (Green et al., 2002). Cette dernière n'est pas seulement déterminée par le volume musculaire et les potentialités énergétiques, mais également par d'autres facteurs comme la coordination (Koulouris et al., 1988; Leech et al., 1983; Mead et al., 1963) et l'activation individuelle de la musculature disponible (Koulouris et al., 1988; Laporta and Grassino, 1985). La variabilité relevée entre les études pourrait s'expliquer par les différences de méthodologies et de populations (Vincken et al., 1987). Une variabilité potentielle pourrait s'expliquer par des différences environnementales et génétiques. Tout laboratoire de la fonction respiratoire doit impérativement comparer ses résultats à des valeurs de référence appropriées, préférentiellement obtenues dans le même laboratoire (Hayot et al., 2002).

Nos valeurs de PI max (moyenne) sont supérieures à celles du reniflement maximal. La SNIP pourrait constituer un échauffement préalable à la manœuvre de PI max. Toute activation préalable des muscles inspiratoires augmente significativement la PI max (Volianitis et al., 2001a). Les sujets doivent développer des efforts maximaux avec un repos suffisant entre les différents essais (Green et al., 2002). Certains de nos sujets, lors de la mesure de SNIP, n'ont pas l'impression de développer un réel effort maximal, et ce en raison de l'absence de résistance, sensation qu'ils ne retrouvent pas dans les manœuvres de pressions statiques respiratoires maximales compte tenu de la présence du système d'occlusion. Lors des mesures des pressions statiques respiratoires maximales, quelques sujets rapportent une légère gêne susceptible de réduire leur performance. Les pressions maximales peuvent être limitées, plus particulièrement au niveau de l'expiration déclenchée à la CPT, en raison d'éventuelles algies auriculaires, d'un inconfort général et d'éventuelles variations hémodynamiques (Cook et al., 1964; Rubinstein et al., 1988).

Les limites de concordance entre la PI max et le reniflement maximal apparaissent importantes, comme en témoignent les écart-types (Fitting et al., 1996), cependant, elles présentent entre elles une corrélation élevée. La combinaison des deux tests améliore de

20% le diagnostic de faiblesse par rapport aux résultats obtenus par les deux techniques isolées (Steier et al., 2007). Plusieurs auteurs (Green et al., 2002) rapportent des valeurs normales pour la PI max et la PE max pour ce type de population. Ces discordances témoignent probablement de différences entre les groupes et de méthodologies (Green et al., 2002). Le type d'embout buccal s'avère important lors de la mesure des pressions respiratoires maximales (Koulouris et al., 1988; Wohlgemuth et al., 2003). Les mesures recueillies avec un embout cylindrique (Black and Hyatt, 1969; Ringqvist, 1966) sont supérieures à celles recueillies avec un embout labial (Leech et al., 1983; Vincken et al., 1987; Wilson et al., 1984). Nous avons choisi un embout labial moulé en raison de son utilisation clinique courante.

La PE max distingue une faiblesse neuromusculaire généralisée de celle liée spécifiquement au diaphragme ou à un autre muscle inspiratoire (Clanton and Diaz, 1995). Si on observe une réduction isolée de la PI max, une faiblesse des muscles inspiratoires (le diaphragme principalement) sera envisagée. Si, par contre, la réduction concerne la PI max et la PE max, la faiblesse neuromusculaire sera qualifiée de générale. Diverses études rapportent des valeurs de PE max supérieures aux PI max (Black and Hyatt, 1969; Ringqvist, 1966; Troosters and Gosselin, 2005; Wilson et al., 1984). Nos valeurs de PI max dépassent celles de PE max. Notre protocole PE max n'autorise cependant aucune compensation, comme par exemple tenir les joues avec une main lors de l'expiration (Clanton and Diaz, 1995; Green et al., 2002). Les PE max pourraient également avoir été affectées par un phénomène de fatigue puisque ce test se déroulait en dernier lieu. Une activation synchrone des muscles agonistes et antagonistes pourrait perturber les résultats (Green et al., 2002). La compression labiale autour de l'embout est un facteur important lors de la mesure de la PE max et la probabilité de fuites d'air apparaît supérieure à la CPT qu'à la CRF (Fiz et al., 1992).

Les protocoles cliniques utilisent préférentiellement les valeurs de plateau (trois secondes) par rapport à celles de pic (moins reproductibles) (Green et al., 2002) ; les deux mesures restent cependant utilisées (Windisch et al., 2004). La PI max dépend du diamètre des fibres diaphragmatiques de types I et II et des fibres de type II des muscles intercostaux externes (Sauleda et al., 1998).

La variable sexe influence la force respiratoire (Hautmann et al., 2000), et ce en raison de différences quantitatives (plutôt que qualitatives) des muscles respiratoires (Vincken et al., 1987). Les hommes et les femmes se distinguent également par le contrôle de la ventilation (Aitken et al., 1986; White et al., 1983), la résistance pharyngienne (White et al., 1985) et la relation entre la surface trachéale et le volume pulmonaire (Hoffstein, 1986).

Nos sujets appartiennent à une classe d'âge bien déterminée (entre 18 et 30 ans) ; en conséquence, l'âge n'influence pas les mesures de force respiratoire. A partir de la trentaine, la force respiratoire diminue (Black and Hyatt, 1969; Hautmann et al., 2000; Ringqvist, 1966; Vincken et al., 1987). Ce processus, comme pour les muscles squelettiques, s'expliquerait par une atrophie progressive des fibres musculaires ainsi que par la diminution de la vitesse de conduction nerveuse (Larsson, 1978; Vincken et al., 1987). La relation entre la PI max et l'âge, dans les deux sexes, s'exprime par une fonction linéaire alors que la relation entre la PE max et l'âge correspond à une équation polynomiale du second degré (Vincken et al., 1987). Notre étude utilise des modèles linéaires simples.

La taille et le poids influencent la force des muscles respiratoires (Leech et al., 1983; Stefanutti and Fitting, 1999). Le BMI exerce un effet significatif directement proportionnel sur les seules mesures de PI max (Leech et al., 1983; Stefanutti and Fitting, 1999).

Le tabagisme n'influence pas les pressions statiques respiratoires maximales (Vincken et al., 1987; Wohlgemuth et al., 2003).

L'activité physique n'exerce aucune influence sur la force respiratoire ; cependant, un effet est observé sur les mesures de pressions statiques respiratoires maximales de la seule population masculine. L'activité physique influence préférentiellement l'endurance par rapport à la force respiratoire (Chen and Kuo, 1989).

La rhinite n'influence pas la force respiratoire (y compris la SNIP). Ce résultat pourrait quelque peu surprendre puisque la SNIP dépend effectivement du degré de congestion des voies nasales. Nos définitions de la rhinite et de l'obstruction nasale ne sont probablement pas assez précises car uniquement basées sur les dires du patient. Le degré de congestion nasale aurait pu être mieux objectivé par la mesure statique de la surface de section du cornet inférieur par rhinométrie acoustique et, en conditions dynamiques, par le débit de pointe inspiratoire nasal (Fitting et al., 1996).

Lors d'un reniflement brusque, la différence de pression transnasale (pression critique de 10-15 cmH$_2$O) (Uldry and Fitting, 1995) provoque un collapsus de la valve nasale, située à 2,5 cm de l'orifice externe, plus exactement entre la jonction des cartilages alaires et triangulaires et l'orifice piriforme (Bridger and Proctor, 1970) : le gradient de pression devient très faible entre la cavité thoracique et les voies aériennes supérieures, situées en amont par rapport au segment collabé. Ainsi, au cours du reniflement, la pression apparaît similaire au niveau de l'œsophage, de la bouche et du nasopharynx. Le flux d'air à travers le nez est régulé par une résistance localisée dans les narines (Uldry and Fitting, 1995). La SNIP, mesurée au niveau de la narine occluse, reflète la pression nasopharyngée (région proximale par rapport au segment collabé de la narine ouverte) (Fitting et al., 1996; Heijdra et al., 1993). La narine ouverte joue le rôle d'une résistance variable, empêchant le débit d'air de dépasser 30 l.min^{-1} (Troosters and Gosselin, 2005). Une congestion nasale importante modifie la transmission de la pression jusqu'au capteur. Un décongestionnant nasal au niveau des 2 narines aurait pu influencer la mesure du reniflement maximal. L'usage préliminaire d'un vasoconstricteur topique narinaire éviterait toute congestion de la muqueuse (Maillard et al., 1998). La transmission des variations rapides de pression entre les alvéoles et les voies aériennes supérieures se modifie lors d'une obstruction des voies aériennes (Fitting, 2006) ; ainsi, chez les patients asthmatiques sévères, la SNIP lors d'un reniflement est sous-estimée de 14% par rapport à la mesure de la pression œsophagienne (Fitting, 2006; Stell et al., 2001) et de 19% chez les patients BPCO stables (Fitting, 2006; Stell et al., 2001). La SNIP reste fiable lorsque la congestion n'entraîne qu'une chute modérée du débit nasal de pointe (Fitting, 2006).

La meilleure valeur de SNIP (parmi dix reniflements) n'apparaît pas différente entre deux sessions consécutives et une troisième session un mois plus tard (Maillard et al., 1998). L'effet d'apprentissage se dissipe d'un jour à l'autre, suggérant que les sujets devraient être considérés comme inexpérimentés lors de la manœuvre du reniflement maximal (Maillard et al., 1998). Un rapide effet d'apprentissage entre chaque session a cependant été rapporté lors de sessions comprenant un encouragement verbal et un feed-back visuel ; ce protocole comprenait 40 sniffs maximaux, séparés par un repos de 30 secondes entre chaque répétition (Lofaso et al., 2006). Nous constatons l'absence de tout effet d'apprentissage (méthodes et conditions environnementales) au niveau du reniflement maximal entre la première et la seconde journée.

Nos paramètres spirométriques (CVF, VEMS et DEP) apparaissent effectivement corrélés avec la force respiratoire. En pratique clinique, lorsque les valeurs spirométriques sont normales, des tests complémentaires ne s'avéreront pas nécessaires. Si, par contre, les PI max sont faibles, la SNIP pourra différencier une véritable faiblesse inspiratoire et la difficulté de réaliser un effort soutenu contre une occlusion (Uldry and Fitting, 1995). Les deux méthodes deviennent alors complémentaires lors de l'évaluation de la force inspiratoire (Fitting et al., 1996; Uldry and Fitting, 1995).

Etude 2 :
Evaluation, en fonction de l'âge, de la force des muscles respiratoires chez les sujets sains

90 sujets masculins âgés de 20 à 80 ans et répartis en 6 classes d'âge, ont participé à cette étude : les données catégorisées sont exprimées sous forme de pourcentage et de fréquence, les données continues sous forme de moyenne et d'écart types (**Tableau 14**).

Tableau 14 : Caractéristiques biométriques de la population

Population		20-29 (1)	30-39 (2)	40-49 (3)	50-59 (4)	60-69 (5)	70-79 (6)
n		15	15	15	15	15	15
Age	(an)	24,4 ± 1,7 [a]	33,2 ± 2,8 [a,b]	45,5 ± 3,8 [b]	54 ± 2 [b]	64 ± 2,9 [b]	73,3 ± 2,9 [b]
Taille	(cm)	177,2 ± 8,7 [a,b]	180,5 ± 3 [a]	175,2 ± 3,4 [a,b]	174,6 ± 5,2 [b]	170,3 ± 5,1 [b]	167,1 ± 4,4 [b]
Poids	(kg)	76,3 ± 12,2 [b]	89,3 ± 17,2 [a]	84 ± 11,2 [a,b]	79,53 ± 11,8 [a,b]	78,1 ± 9,8 [b]	75,5 ± 5,6 [b]
BMI	(kg/m²)	24,5 ± 5,2 [a]	27,4 ± 4,8 [a]	27,5 ± 4,3 [a]	26,1 ± 3,7 [a]	26,9 ± 2,7 [a]	27,1 ± 1,8 [a]
Sport	(h/sem)	4,3 ± 1,2 [a]	3,8 ± 1,8 [a,b]	3,2 ± 0,6 [b]	2,8 ± 1,1 [b,c]	1,8 ± 0,8 [c]	1,1 ± 0,8 [c,d]
Rhinite	(n)	4 [a]	2 [a]	3 [a]	5 [a]	4 [a]	2 [a]
Tabac	(n)	6 [a]	2 [a]	4 [a]	3 [a]	10 [a]	4 [a]

Des lettres différentes (a,b,c,d) représentent des différences significatives entre les groupes.

Le nombre d'heures de sport pratiquées par semaine diminue progressivement avec l'âge ; les différences ne sont pas significatives entre deux groupes consécutifs (par exemple 20-29 / 30-39) mais le deviennent par rapport au groupe suivant, que les sujets soient plus ou moins âgés (par exemple 20-29 / 40-49 ou 60-69 / 40-49).

Sur le plan respiratoire et ORL : 70 sujets ne présentent aucun trouble ; par contre, 20 sujets signalent une rhinite de moins d'une semaine avant les évaluations ; ces « troubles » demeurent asymptomatiques lors des tests. Le tabagisme est exprimé en nombre de paquets/semaine ; les groupes consommant le plus de tabac en moyenne sont les sujets entre 20 et 29 ans ainsi que les sujets entre 60 et 69 ans.

Tableau 15 : Caractéristiques spirométriques de la population

Population (âge)	20-29 (1)	30-39 (2)	40-49 (3)	50-59 (4)	60-69 (5)	70-79 (6)
CVF (%)	111,7 ± 15,4 [a]	110 ± 11,4 [a,b]	99,1 ± 11,9 [b]	104,7 ± 8,1 [a,b]	106,1 ± 9,4 [a,b]	109,7 ± 9,5 [a,b]
VEMS (%)	104,4 ± 13,5 [a]	101,1 ± 7,5 [a]	95,8 ± 11,3 [a]	99,1 ± 9,44 [a]	104,6 ± 11,1 [a]	107,5 ± 9,61 [a]
Tiffeneau (%)	95,7 ± 5,75 [a]	94,5 ± 6,88 [a]	100,2 ± 4,8 [b]	97,9 ± 5 [a,b]	101,1 ± 5,1 [b]	99,5 ± 5,7 [a,b]
DEP (%)	97,5 ± 15,9 [a,b]	96,4 ± 20,5 [a,b]	91,2 ± 17,9 [a]	106 ± 19,2 [b]	98,53 ± 11,8 [a,b]	104,7 ± 18 [a,b]

Des lettres différentes (a,b) représentent des différences significatives entre les groupes.

Le **Tableau 15** représente les caractéristiques spirométriques de la population globale. Les valeurs spirométriques sont en moyenne normales pour toutes les tranches d'âge. Aucun sujet ne présente un indice de Tiffeneau inférieur à 75% de la norme ni un VEMS inférieur à 80%.

Tableau 16 : Evaluation de la force respiratoire

Population (âge)	20-29 (1)	30-39 (2)	40-49 (3)	50-59 (4)	60-69 (5)	70-79 (6)
PI (cm H_2O)	127,6 ± 27,8 [a]	125,1 ± 26,5 [a]	115,6 ± 26,6 [a,b]	102,4 ± 32,3 [b]	100,6 ± 23,1 [b]	93 ± 20 [b,c]
PI %	103 ± 22,7 [a]	100,8 ± 21,4 [a,b]	95,9 ± 18,8 [a,b]	92,7 ± 30 [a,b]	95,9 ± 22,8 [a,b]	87,3 ± 18,8 [b]
PE (cm H_2O)	126,6 ± 31,5 [a,b]	124,6 ± 26,8 [a,b]	125,1 ± 28,9 [a,b]	125,8 ± 29,8 [a,b]	131,1 ± 27,5 [a]	110,9 ± 19,3 [b]
PE %	88,5 ± 22,1 [a,b]	87,3 ± 18,7 [a,b]	90,6 ± 19,1 [a,b]	89,7 ± 17 [a,b]	91,7 ± 19,3 [a,b]	77,8 ± 13,6 [b]
SNIP (cm H_2O)	118,4 ± 21 [a]	115,5 ± 19,2 [a]	108,5 ± 8,3 [a]	102,5 ± 25,4 [a,b]	99,9 ± 12,4 [b]	94,15 ± 8,4 [b]
SNIP %	101,6 ± 18,1 [a]	102,3 ± 16,8 [a]	100,8 ± 7,6 [a]	98,4 ± 24,4 [a]	99 ± 12,5 [a]	98,1 ± 8,9 [a]

Des lettres différentes (a,b,c) représentent des différences significatives entre les groupes.

Le **Tableau 16** illustre les paramètres de force respiratoire de la population globale. La PI max mesurée diminue progressivement avec l'âge des groupes et ne reste en accord avec les valeurs prédites que pour les groupes 20-29 et 30-39 ans. Les PE max présentent une moindre diminution avec l'âge mais sont cependant globalement inférieures aux valeurs prédites. La SNIP diminue progressivement avec l'âge mais reste globalement accordée aux valeurs prédites.

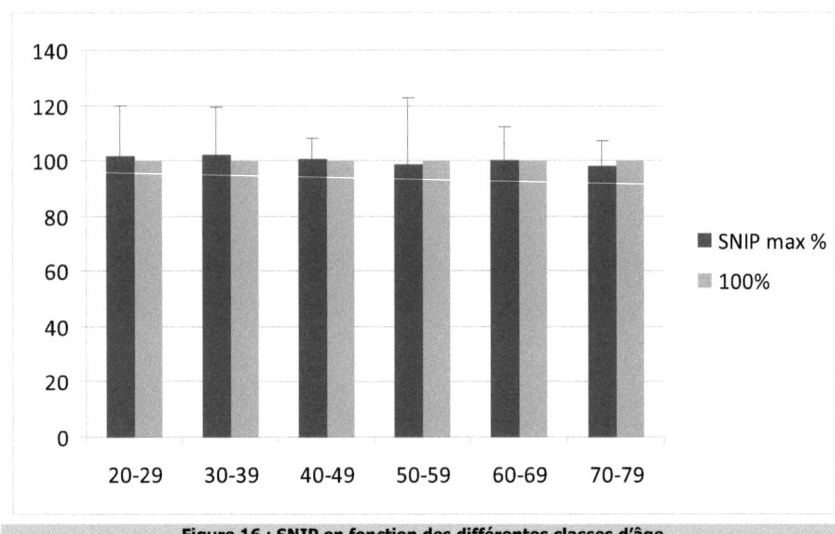

Figure 16 : SNIP en fonction des différentes classes d'âge

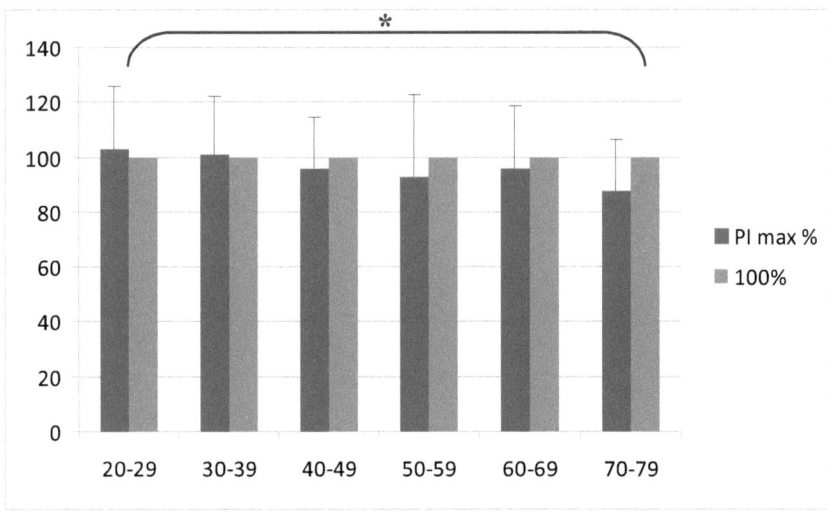

Figure 17 : PI max en fonction des différentes classes d'âge

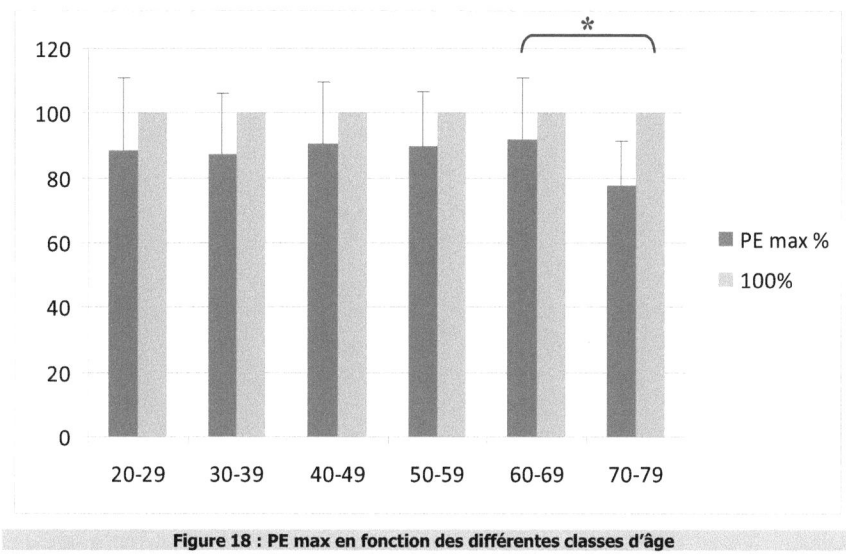

Figure 18 : PE max en fonction des différentes classes d'âge

En fonction de l'âge, la PI max, la PE max et la SNIP diminuent globalement (valeurs mesurées et pourcentuelles).

Analyse des corrélations entre les différents paramètres de force respiratoire

Les mesures de PI max et de SNIP apparaissent significativement liées (coefficient de corrélation de Pearson : r= 0,5109 ; p < 0,0001) (**Figure 19**).

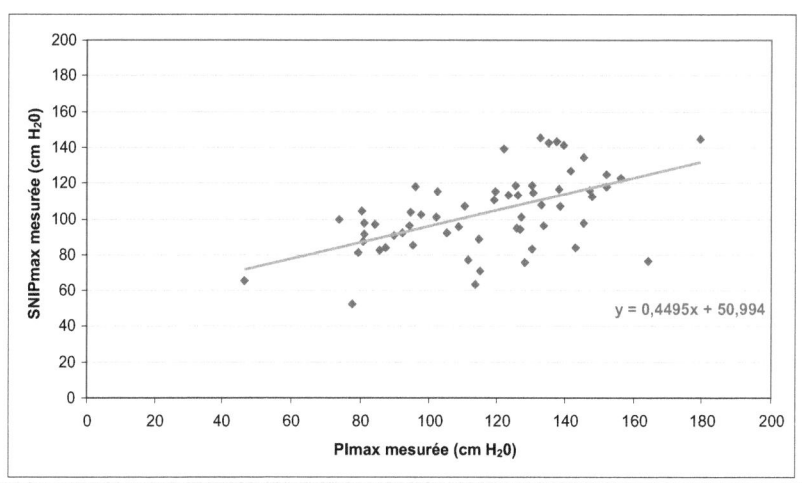

Figure 19 : Relation entre la PI max (mesurée sur une seconde) et la SNIP

Les mesures de PE max et de PI max sont significativement corrélées (corrélation de Pearson : r= 0,4993 ; p < 0,0001).

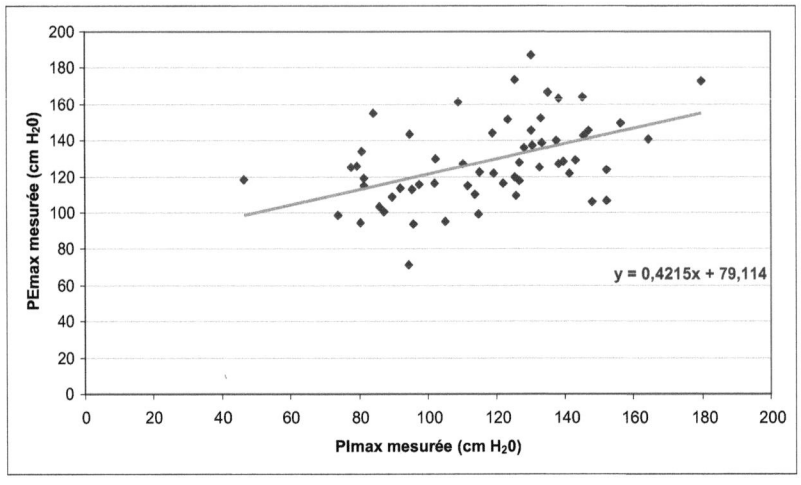

Figure 20 : Relation entre la PI max et la PE max mesurées sur une seconde

Discussion

90 sujets masculins, âgés de 20 à 80 ans et répertoriés en 6 classes d'âge, ont bénéficié d'une évaluation (Macro 5000®). Contrairement l'American Thoracic Society (ATS) qui considère comme sain (sur le plan pneumologique) un non-fumeur, indemne de toute pathologie et de tout symptôme respiratoire (Lofaso et al., 2006), nos sujets sains ont été sélectionnés sur base des données spirométriques et de l'absence de tout symptôme respiratoire et/ou cardiaque. De tels critères apparaissent parfois difficiles à respecter au sein d'une population âgée, notamment concernant les sujets non-fumeurs.

Un échauffement préalable des muscles inspiratoires pourrait augmenter les PI max (Volianitis et al., 2001a) ; la manœuvre de PE max se situe entre celle de la SNIP et de la PI max afin de limiter l'apprentissage et l'éventuel effet d'échauffement généré par un exercice semblable.

Les valeurs de PI max apparaissent inférieures à celles de référence : l'exécution de cette manœuvre au terme du protocole pourrait entraîner une certaine fatigue et altérer les performances.

La réduction des valeurs spirométriques avec l'âge apparaît classique (Enright et al., 1993; Griffith et al., 2001; Morgan and Reger, 2000) ; plusieurs facteurs participent au déclin fonctionnel pulmonaire ; ainsi, le tabagisme, la pollution, l'obésité mais aussi la maigreur, l'hypertension artérielle et certaines pathologies cardiaques (Tracey et al., 1995) réduisent le VEMS et, de manière plus importante, la CVF. La réduction annuelle du VEMS atteint en moyenne 30 ml à partir de 30 ans (Dockery et al., 1985; Enright et al., 1993). La perte annuelle de volume mobilisable s'accentue avec l'âge (Dockery et al., 1985). La taille représente le déterminant prédictif majeur de la fonction pulmonaire et ce indépendamment de l'âge (Burrows et al., 1986; Enright et al., 1993). Dans notre étude, le groupe 30-39 ans présente une taille supérieure aux autres groupes, ce qui ne semble pourtant pas influencer les paramètres spirométriques.

Les pressions recueillies lors d'un sniff peuvent s'avérer inférieures aux valeurs statiques maximales en raison du raccourcissement des muscles inspiratoires lors de cette manœuvre (relation pression/vélocité) (Larsson, 1978). Il s'avère difficile de réaliser un sniff quand il existe une distorsion des voies aériennes supérieures. Le sniff entraîne des variations rapides de pressions ; en conséquence, la mesure nécessite un système d'acquisition performant avec une latence de réponse inférieure à celle normalement requise lors des manœuvres statiques (Green et al., 2002). L'effort maximal lors des PI et PE max semble plus aisé contre une occlusion quasi complète que lors d'un sniff avec une seule narine occluse.

La PI max et la SNIP max mesurées sont positivement corrélées ; cependant, les limites de concordance entre ces deux paramètres apparaissent étendues, comme en témoigne l'importance des écarts types. La combinaison des deux tests améliore le diagnostic de faiblesse des muscles respiratoires de 20% par rapport à l'utilisation isolée de chacune des méthodes (Fitting et al., 1996; Steier et al., 2007).

Les PE max sont généralement supérieures aux PI max (Troosters and Gosselin, 2005), ce que confirme notre étude. La manœuvre expiratoire (Valsalva) s'avère plus naturelle que l'inspiratoire, ce qui améliore l'aisance des sujets et leurs performances (Cook et al., 1964; Ringqvist, 1966; Troosters and Gosselin, 2005; Wilson et al., 1984). Quelques sujets déclarent avoir été incommodés lors des mesures des pressions statiques respiratoires maximales ; plus particulièrement, ils ont rapporté une gêne au niveau de la gorge et/ou une sensation thoracique désagréable. Les pressions maximales pourraient être théoriquement limitées, spécialement au niveau de l'expiration (CPT), par divers facteurs tels que la douleur auriculaire (Cook et al., 1964; Rubinstein et al., 1988), un inconfort général et des variations hémodynamiques ; cependant lors de nos travaux, de tels symptômes n'ont jamais été rencontrés.

La taille et l'âge influencent la force des muscles respiratoires (Leech et al., 1983; Stefanutti and Fitting, 1999) ; dans notre étude, le B.M.I. influence uniquement la PI max. Cet effet, occasionnellement décrit dans la littérature, deviendrait significatif auprès de patients BPCO (Salepci et al., 2007). Le tabagisme ne modifie pas la force respiratoire (Vincken et al., 1987; Wohlgemuth et al., 2003). L'activité physique, bien que réduite dans notre population, influence la PI max et la SNIP : l'activité physique améliorerait préférentiellement l'endurance plutôt que la force des muscles respiratoires (Chen and Kuo, 1989).

Dans une population d'âge variable (de 16 à 79 ans) (Vincken et al., 1987), la force des muscles respiratoires et les paramètres ventilatoires se modifient régulièrement : elles augmentent jusqu'à la trentaine, pour ensuite diminuer progressivement. Notre étude confirme que l'âge influence la force respiratoire, en effet, à partir de la trentaine, la force respiratoire diminue (Black and Hyatt, 1969; Hautmann et al., 2000; Ringqvist, 1966; Vincken et al., 1987), ce qui s'expliquerait par une perte et une atrophie des fibres musculaires ainsi que par d'autres facteurs tels que la diminution de la vitesse de conduction nerveuse (Larsson, 1978; Vincken et al., 1987). La PI max diminue avec le vieillissement sauf pour la classe des 70-79 ans. De même la PE max diminue progressivement avec les classes d'âge bien qu'une augmentation apparaisse à partir de 50-59 ans. La SNIP diminue avec l'âge, sauf pour la dernière classe, cette population bénéficiant d'une santé excellente. Cette particularité pourrait expliquer l'absence de réduction de la SNIP au sein de cette dernière classe d'âge.

L'âge de 35 ans définit une première étape de transition (Vincken et al., 1987). La prévalence des déformations vertébrales identifie une deuxième transition temporelle : les vertèbres thoraciques et le grill costal interviennent effectivement dans la mécanique ventilatoire. Ces déformations varient considérablement en fonction de la méthode radiographique et de l'âge : chez les hommes de 16,5% entre 50 et 54 ans à 29,1% entre 75 et 79 ans (O'Neill et al., 1996).

Enfin, un dernier âge de transition (>70 ans) s'expliquerait par la dénutrition qui entraîne divers effets délétères tels que l'atrophie, la diminution de la force respiratoire, la diminution de la tolérance à l'effort, l'altération de la qualité de vie et l'augmentation du risque d'infections broncho-pulmonaires (Enright et al., 1993). Il serait également judicieux de considérer l'activité professionnelle qui est susceptible d'influencer certains paramètres spirométriques chez certains sujets.

Etude 3 :
Entraînement de la force inspiratoire chez le sujet sportif de loisir jeune

Population

La population comportait 19 sujets masculins sains, âgés de 18 à 30 ans, et pratiquant une activité physique et sportive hebdomadaire d'au moins trois heures et maximum sept heures ; leurs caractéristiques biométriques et générales sont reprises dans le **Tableau 17**.

Tableau 17 : Caractéristiques biométriques et générales de la population

	Population (n = 19)
Age (an) (moy ± ET)	24 ± 2,32
Taille (cm) (moy ± ET)	179 ± 7,76
Poids (kg) (moy ± ET)	73 ± 10,84
B.M.I. (moy ± ET)	22,8 ± 2,15
Activité sportive hebdomadaire (h) (moy ± ET)	4,39 ± 1,55
Tabagisme	
Fumeurs n (%)	0 (0%)

Paramètres spirométriques

Les paramètres spirométriques (VEMS, CVF, rapport de Tiffeneau) ont été évalués avant le début de l'entraînement (**Tableau 18**).

Tableau 18 : Paramètres spirométriques de la population lors du pré-test

	Population (n=19) (moy ± ET)
CVF	
Mesuré (l)	5,94 ± 0,85
(% de la valeur prédite)	112 ± 10,96
VEMS	
Mesurée ($l.s^{-1}$)	4,66 ± 0,54
(% de la valeur prédite)	104 ± 9,09
VEMS / CVF	
Mesuré (%)	79,01 ± 6,04
(% de la valeur prédite)	96 ± 7,35

Aucun sujet n'a été exclu sur base d'un éventuel indice de Tiffeneau inférieur à 75% des valeurs prédites.

Le cahier de compliance précisait le nombre d'entraînements effectués : soit, en moyenne, 52,5 entraînements au lieu des 56 théoriquement prévus.

La **Figure 21** représente l'évolution de la résistance moyenne entre le pré-test et la quatrième semaine d'entraînement.

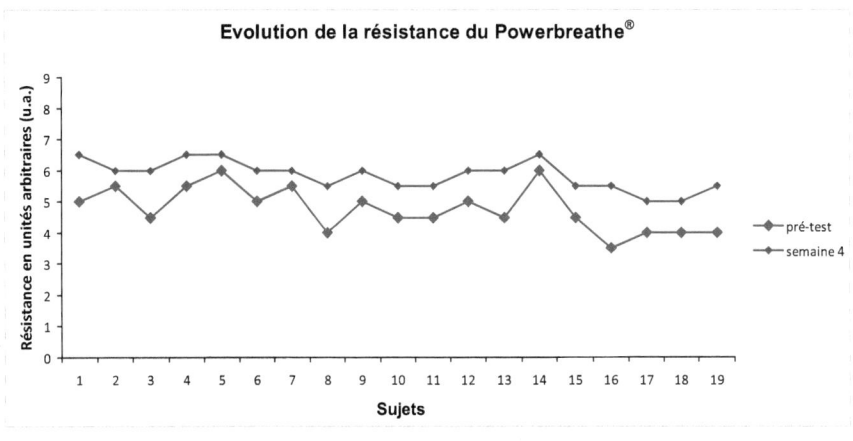

Figure 21 : Evolution du niveau de résistance après 4 semaines d'entraînement

La résistance du Powerbreathe® a été ajustée pour l'ensemble des sujets : avant l'entraînement, les résistances individuelles s'échelonnent entre le niveau 3,5 (100 cm H_2O) et le niveau 6 (160 cm H_2O) : moyenne niveau 4,76 ; après 4 semaines elles seront fixées entre le niveau 5 (130 cm H_2O) et le niveau 6,5 : moyenne niveau 5,84 (175 cm H_2O) ($p<0.001$) (**Figure 21**).

Effet de l'entraînement sur la force respiratoire

Force musculaire

Les PI max, PE max et le reniflement maximal sont préalablement mesurés chez l'ensemble des sujets (J0). Les pressions inspiratoires maximales (PI max), les pressions expiratoires maximales (PE max) et celles de reniflement maximal (SNIP) sont mesurées à 4 reprises durant le protocole.

PI max

La PI max augmente de 15,1% entre le pré-test et la quatrième semaine d'entraînement ($p < 0,05$), et puis de 6,7% entre les semaine 4 et 8, provoquant ainsi une amélioration globale de 21,8% entre le pré-test et celui réalisé après 8 semaines d'entraînement ($p < 0,05$).

La PI max diminue de 7, 4% ($p < 0,05$) après le désentraînement de 2 semaines (Post-test) ; cependant, les valeurs restent toujours supérieures à celles du pré-test.

La Figure 22 représente l'évolution de la PI max durant les 10 semaines.

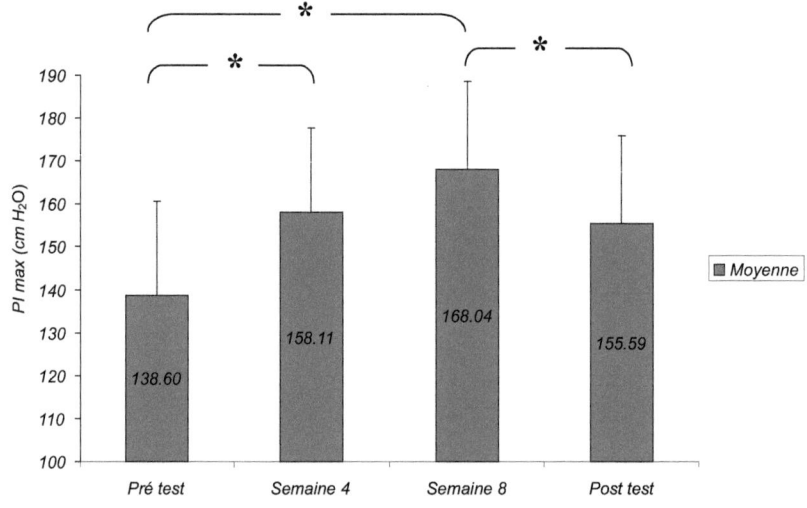

Figure 22 : Evolution de la PI max (* = p < 0,05)

SNIP

Le reniflement maximal augmente de 18% ($p < 0,05$) entre le début et la fin de l'entraînement. Le Sniff-test réalisé après 2 semaines de désentraînement diminue de 8,30% (NS) (**Figure 23**).

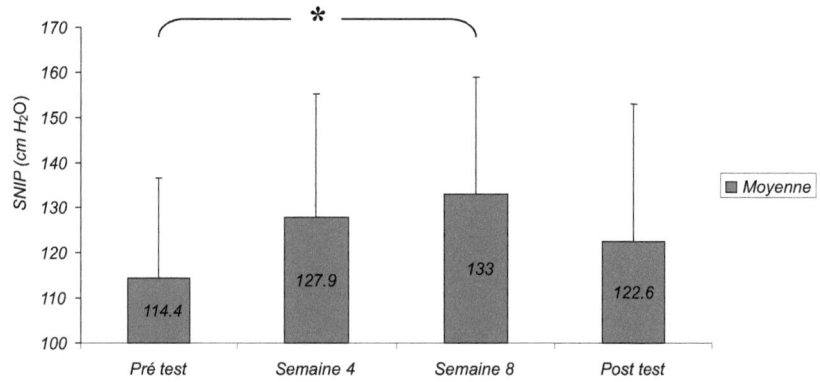

Figure 23 : Evolution de la SNIP (* = p < 0,05)

PE max

La PE max augmente de + 17% entre le pré-test et la huitième semaine d'entraînement (p<0,05). Cette augmentation se manifeste surtout durant les quatre premières semaines [amélioration de 10,6% (p<0,05)] ; après 2 semaines de désentraînement, la PE max diminue de 3% (NS) (**Figure 24**).

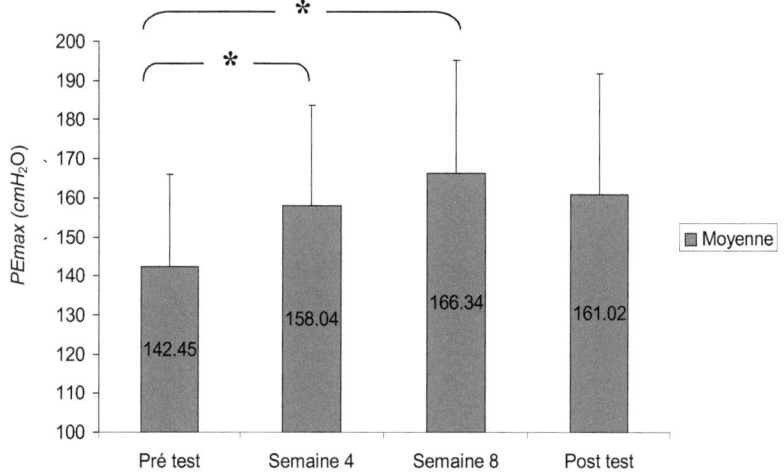

Figure 24 : Evolution de la PE max (* = p < 0,05)

Reniflement maximal en 60 secondes

La SNIP (cm H_2O) diminue progressivement au cours de la minute de test ; l'entraînement améliore la valeur de SNIP au cours du temps, mais elle ne modifie pas le nombre de reniflements (**Figure 25 A**). On observe une augmentation significative entre le pré-test et la semaine 4 (p<0,05) et entre la semaine 4 et la semaine 8 (p<0,05).

La **Figure 25 B** représente les valeurs moyennes obtenues entre le pré-test et le post-test pour de cette manœuvre.

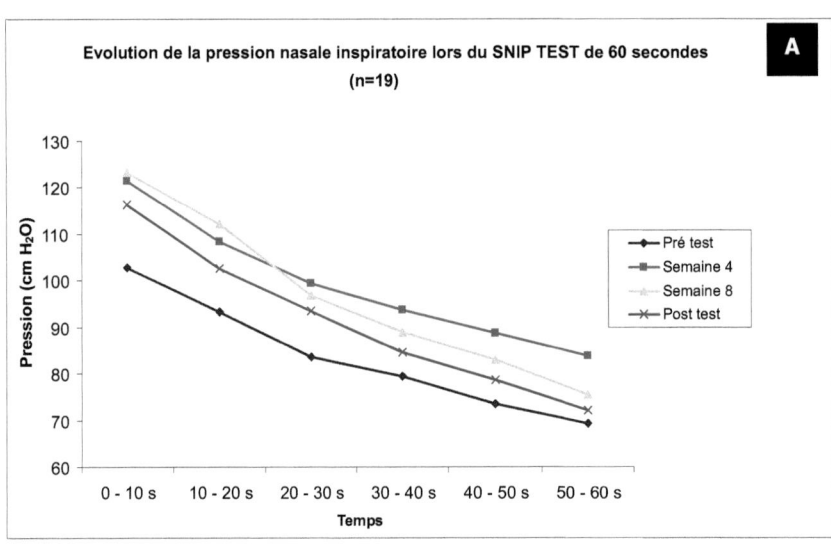

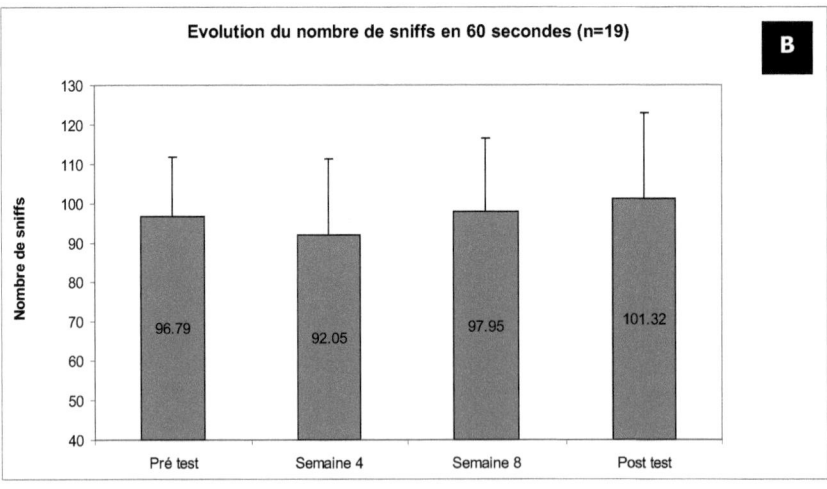

Figure 25 A et B : Valeurs moyennes des sniffS (SNIP test) obtenues lors du reniflement maximal sur 60 secondes aux différents moments de l'entraînement

Au terme du reniflement maximal de 60 secondes, les sujets évaluent la pénibilité ressentie par le biais de l'échelle de Borg. **La Figure 26** reprend les scores moyens de l'indice de Borg obtenus aux différents moments du protocole.

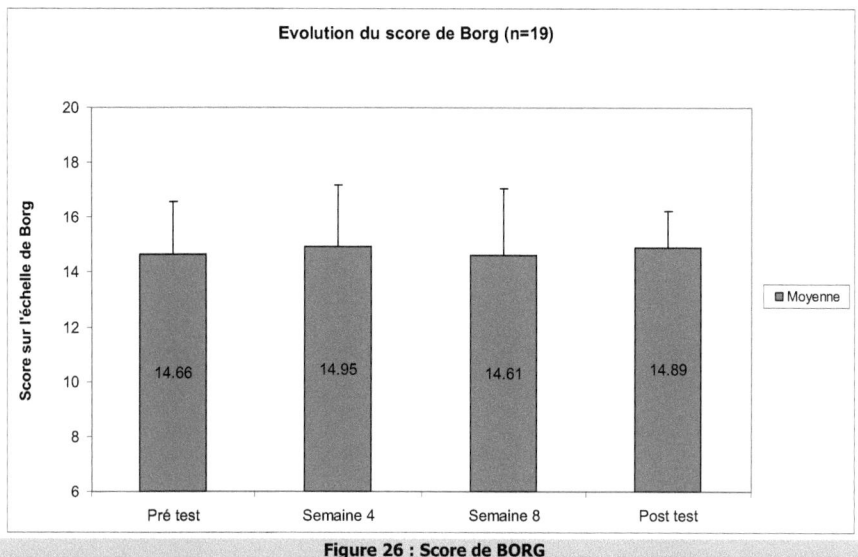

Figure 26 : Score de BORG

L'indice de BORG reste stable (p>0,05), traduisant la constance de la sensation de pénibilité tout au long de l'étude.

Discussion

L'entraînement (Powerbreathe® Sports performance) comporte 2 séances quotidiennes, sept jours / semaine, et ce durant 8 semaines ; les sujets effectuent lors de chaque séance 60 inspirations contre une résistance individuelle fixée entre 85 et 90% de leur force inspiratoire maximale.

Lors de l'inspiration, le « Powerbreathe® Sports performance » exige le développement d'une pression continue afin de maintenir l'ouverture de la valve de résistance. L'augmentation du volume lors de cette manœuvre entraîne une réduction de la fréquence respiratoire afin d'éviter toute hyperventilation et son corollaire l'hypocapnie (Volianitis et al., 2001a). Les PI max normales du sujet sain se situent entre 80 et 120 cmH_2O (Dakin et al., 2007; Hautmann et al., 2000; Syabbalo, 1998) ; l'appareil utilisé lors de l'entraînement devait permettre le développement de valeurs comprises entre 70 et 110 cmH_2O. Le dispositif propose un registre suffisamment élevé de résistances (10 cm H_2O jusqu'à 250 cmH_2O) permettant d'atteindre le niveau d'entraînement requis. Un autre appareil, le « Threshold® IMT », régulièrement utilisé dans le domaine médical, développe une résistance maximale moindre, limitée à 42 cmH_2O (Caine and McConnell, 2000).

La résistance individuelle est fixée en fonction de la PI max ; en effet, cette manœuvre apparaît quasiment identique à celle de l'entraînement : l'embout buccal et la manœuvre inspiratoire lors du test et de l'exercice régulier sont semblables. Des résistances élevées (entre 85 et 90% de la PI max) renforcent la musculature respiratoire. Le concepteur propose, dans un souci d'efficacité, de réaliser 30 inspirations deux fois par jour ce qui entraînerait des résultats positifs déjà après 4 semaines (McConnell et al., 1997; McConnell and Sharpe, 2005; Romer et al., 2002b; Volianitis et al., 2001b; Volianitis et al., 2001c). La principale difficulté concerne l'impossibilité d'ajuster étroitement la charge imposée, ainsi que le volume et l'intensité de travail (Enright et al., 2004; Lotters et al., 2002). Un feedback visuel (manomètre relié à un écran) peut en partie pallier cette difficulté (Enright et al., 2004). De même, les sujets peuvent modifier leur comportement respiratoire (volumes) afin de mieux tolérer la charge d'entraînement, et ce sans pour autant entraîner leur musculature respiratoire (Goldstein, 1993). Cette stratégie pourrait cependant induire une fatigue respiratoire précoce, empêchant un éventuel bénéfice musculaire (Enright et al., 2004).

Suite à la spirométrie du pré-test (VEMS < 80%, Tiffeneau ≤ 75%), aucun sujet n'a été exclu de l'étude (Dakin et al., 2007; Macintyre et al., 2005; Syabbalo, 1998).

Les pressions inspiratoires (PI max et SNIP) et expiratoires (PE max) sont évaluées à quatre reprises au cours du protocole. Après les 8 semaines d'entraînement, la PI max augmente de 21% (amélioration de 30 cmH_2O) ; la SNIP s'améliore également de 18%. Certains auteurs (Hart et al., 2001) critiquent pourtant l'efficacité du dispositif ; ils rapportent après 6 semaines d'entraînement spécifique une amélioration moyenne de la PI max de 14,5 cmH_2O ; le groupe entraîné comportait seulement 12 sujets et le groupe contrôle 6 sujets. Ces travaux utilisent la technique du Twich Pdi, méthode plus fiable que la pression buccale volontaire (Hart et al., 2001) nécessitant cependant un appareillage spécifique et invasif, non-disponible sur le *Macro 5000®*.

Nos résultats confirment ceux antérieurement décrits (Enright et al., 2006) : un entraînement inspiratoire spécifique (8 semaines), à 80% de la PI max, augmente de 41% la force musculaire inspiratoire mesurée à la bouche (valeur initiale de 90 cmH_2O et valeur finale de 127 cmH_2O) ; la SNIP augmente également de 36%.

Après un entraînement spécifique (11 semaines) à résistance maximale, la PI max de 16 rameuses (aviron) augmente significativement de 44 cmH$_2$O par rapport au groupe contrôle (amélioration non-significative de 6 cm H$_2$O). L'entraînement diminue par ailleurs la sensation de fatigue musculaire (évaluée par l'échelle de Borg) lors de l'exercice (Volianitis et al., 2001c).

L'entraînement inspiratoire spécifique augmente les pressions inspiratoires chez les sujets sains et sportifs (Chatham et al., 1999; McConnell and Sharpe, 2005; Romer et al., 2002; Volianitis et al., 2001b). Dans notre étude, l'amélioration de la force respiratoire s'avère plus élevée après les 4 premières semaines d'entraînement ; ensuite, la PI max et la SNIP se stabilisent malgré l'augmentation de la résistance du Powerbreathe®.

Une partie de ces améliorations serait liée au processus d'apprentissage ; l'augmentation de la PI max s'expliquerait plus par l'adaptation du mode respiratoire que par un réel conditionnement musculaire (Eastwood et al., 1998). Les mesures de PI max sont réalisées à 3 reprises et seule la meilleure valeur est retenue (Perez and Verin, 2005), certains auteurs (Demoule and Similowski, 2004; Perez and Verin, 2005; Sonetti et al., 2001) soulignent que de telles manœuvres volontaires nécessitent une excellente coopération et motivation du sujet.

L'entraînement concerne les seuls muscles inspiratoires : en effet, le Powerbreathe® offre une résistance lors de la seule phase inspiratoire, l'expiration restant libre ; cependant, au terme de l'entraînement de 8 semaines, la PE max augmente de 17% (soit + 24 cmH$_2$O). L'amélioration se manifeste surtout durant les 4 premières semaines (+ 10,6%) ; les pressions augmentent jusqu'à 8 semaines puis se stabilisent. Il pourrait s'agir d'un simple effet apprentissage lié au caractère répétitif de la manœuvre ; en effet, les sujets se familiarisent progressivement avec l'appareil et le protocole (comme pour les manœuvres inspiratoires) (Eastwood et al., 1998). La PE max se mesure sur le *Macro 5000*® avec un embout buccal moulé. Au cours du protocole, la plupart des sujets, tout en respectant les consignes de réalisation, adoptent certaines stratégies leur permettant de limiter les fuites, tout en expirant de plus en plus vigoureusement. L'entraînement inspiratoire pourrait modifier le mode ventilatoire : même si l'expiration se réalise sans résistance, les sujets expirent plus ou moins activement entre les répétitions, sollicitant en conséquence leurs muscles expiratoires, notamment les abdominaux (grands droits, transverses).

Bien que l'augmentation de la PI max ne puisse, à priori, améliorer directement la performance sportive, certains athlètes (aviron) augmentent de 60 mètres la distance lors d'une épreuve de 6 minutes (parcours de 2000m) ; par ailleurs, la sensation de fatigue après ce parcours (évaluée par l'échelle de Borg) diminue de 11% entre le pré-test et le post-test (Volianitis et al., 2001c). L'entraînement des muscles respiratoires influencerait positivement la performance sportive mais les mécanismes de cette amélioration demeurent obscurs : un retard dans l'apparition de la fatigue musculaire inspiratoire, une redistribution sanguine des muscles respiratoires vers la musculature périphérique et enfin la perception réduite de l'inconfort de la respiration (Eastwood et al., 1998).

Un entraînement respiratoire de 5 semaines chez 9 cyclistes compétiteurs augmente leur PI max de 8% sans pour autant modifier la performance sportive, indirectement appréciée par la fréquence cardiaque, la ventilation et le taux de lactate sanguin (lors d'un effort sur bicyclette ; 8 km, record chronométrique) (Sonetti et al., 2001). L'entraînement inspiratoire spécifique n'est pas susceptible d'induire des adaptations cardio-respiratoires notables ; seule une sollicitation de plus de 70% du volume musculaire total modifie certains paramètres comme la VO$_2$max : pour rappel, la musculature inspiratoire représente 15% du volume musculaire total (Edwards and Cooke, 2004). Outre une amélioration de la fatigabilité musculaire lors de cette manœuvre spécifique de reniflement maximal, éloignée des modes respiratoires de la pratique sportive, un entraînement Powerbreathe® n'améliorerait pas la performance sportive (Edwards and Cooke, 2004).

Le volume hebdomadaire d'activités physiques n'influence pas les pressions statiques maximales inspiratoires et expiratoires ; l'activité physique régulière améliorerait plus l'endurance que la force respiratoire (Chen and Kuo, 1989).

Le nombre maximum de reniflements volontaires réalisés en 60 secondes apprécie l'effet de la fatigue musculaire. Les reniflements sont enchaînés le plus rapidement possible et à intensité maximale pendant 60 secondes. L'endurance musculaire spécifique peut-être évaluée par d'autres procédés (Clanton and Diaz, 1995), non disponibles sur le *Macro 5000*®. Après 4 semaines d'entraînement, les pressions nasales inspiratoires augmentent dès les premières secondes.

Les pressions nasales inspiratoires durant les 60 secondes diminuent progressivement. Après 4 semaines, ces pressions suivent la même évolution mais restent plus élevées dès le début du test, pour se maintenir ensuite. L'amélioration significative entre le pré-test et la quatrième semaine pourrait s'expliquer par un phénomène d'apprentissage : cette augmentation suit celle de la pression inspiratoire maximale.

Les résultats de l'échelle de Borg ne montrent pas d'évolution significative. Chez des sujets BPCO, l'évaluation de la dyspnée lors d'un exercice, ne constitue pas un indice physiologique reproductible ; aucune évolution significative n'a été constaté après 5 semaines (Mador et al., 1995). La dyspnée d'effort ne se modifie pas suite à un entraînement (Suzuki et al., 1993). La durée (limitée) de 60 secondes, ne permettrait pas d'évaluer de manière reproductible la pénibilité de l'effort. Les sujets n'avaient jamais antérieurement réalisé une telle manœuvre, ce qui pourrait moduler leur perception de la difficulté de l'effort : ce test leur paraît difficile (14,7 de moyenne).

Après 2 semaines sans entraînement spécifique, la PI max diminue de 7,41% par rapport aux résultats de fin d'entraînement. Les pressions inspiratoires maximales rejoignent celles relevées après 4 semaines ; cependant, elles dépassent toujours celles mesurées lors des pré-tests (155 cmH$_2$0 contre 138 en début d'entraînement). La SNIP diminue également (de manière non-significative) après cette période. Comme pour la PI max, les pressions demeurent supérieures à celles du pré-test mais légèrement inférieures à celles de la quatrième semaine.

La composition du muscle squelettique peut se modifier en fonction de la durée et de l'intensité de l'activité physique (Powers et al., 1990). Après une inactivité de 3 semaines, le bénéfice antérieurement acquis par l'entraînement régresse, en particulier l'activité enzymatique oxydative (Chi et al., 1983; Coyle et al., 1984; Coyle et al., 1985) qui diminue plus rapidement que la réduction de la capillarisation (Schantz et al., 1983). Un désentraînement de 3 semaines réduit de 28% la capacité mitochondriale oxydative de synthèse de l'ATP (augmentée de 70% après d'un entraînement de 6 semaines en endurance) (Olivier et al., 2008; Wibom et al., 1992). Ces diminutions touchent plus spécifiquement les fibres de type 1 ; par contre, l'activité enzymatique glycolytique ne se modifie guère lors du désentraînement (Chi et al., 1983; Coyle et al., 1984; Coyle et al., 1985). Ces études ne s'intéressent cependant pas électivement aux muscles respiratoires. Le diaphragme comporte majoritairement des fibres de type 1 (55%) (Rochester, 1985), ce qui pourrait expliquer les diminutions de puissance inspiratoire et expiratoire, reflétant effectivement la force musculaire respiratoire (Demoule and Similowski, 2004; Green et al., 2002).

Etude 4 :
Entraînement de la musculature inspiratoire chez le nageur

Population

La population comporte 17 sujets masculins, âgés de 15 à 29 ans, pratiquant la natation en club à raison d'au moins 4h hebdomadaires. 9 sujets bénéficient d'un entraînement des muscles inspiratoires et 8 (groupe contrôle) ne bénéficient pas d'un tel entraînement.

Tableau 19 : Caractéristiques générales de la population des nageurs
($*$: p ≤ 0,05)

	Groupe entraîné (n=9)	Groupe contrôle (n = 8)	p
Age (année) (moy ± ET)	23,3 ± 2,1	25,1 ± 1,9	0,09
Taille (cm) (moy ± ET)	178 ± 5,1	179,4 ± 5,8	0,38
Poids (kg) (moy ± ET)	66,8 ± 8	73,6 ± 8,4	0,23
B.M.I (moy ± ET)	20,8 ± 1,6	22,83 ± 1,6	0,02*
Natation (hebdomadaire) (h) (moy ± ET)	4,4 ± 2,2	3,06 ± 0,7	0,62
Autres (hebdomadaire) (h) (moy ± ET)	3,3 ± 2,2	2,88 ± 2,8	0,88
Record Personnel 200m (sec) (moy ± ET)	141 ± 0,1	145 ± 0,1	0,33
Tabac n (%)	0 (0%)	2 (25%)	0,26
EFR antérieure n (%)	3 (33,3%)	5 (62,5%)	0,26

Le **Tableau 19** ne met pas en évidence de différence significative entre les deux groupes en termes de caractéristiques biométriques, de consommation de tabac ou d'EFR réalisées antérieurement ; seul le BMI des nageurs du groupe contrôle est supérieur au BMI des nageurs du groupe entraîné. Le nombre d'heures de natation et d'autres sports pratiqués n'est pas significativement différent entre les deux groupes.

Paramètres spirométriques

Tableau 20 : Paramètres spirométriques des deux groupes (pré-test)

	Groupe entraîné (n=9)	Groupe contrôle (n=8)	Valeur de p
CVF (moy±ET)			
Mesuré (litres)	6,3 ± 1,4	5,8 ± 0,7	0,38
(% de la valeur prédite)	115,3 ± 9,5	109,6 ± 9,8	0,17
VEMS (moy±ET)			
Mesuré (litres/seconde)	4,8 ± 0,7	4,7 ± 0,5	0,66
(% de la valeur prédite)	108,4 ± 6,8	104,6 ± 8,5	0,37
VEMS/CVF (moy±ET)			
Mesuré	80,7 ± 6,4	80,5 ± 3,2	0,54
(% de la valeur prédite)	96,8 ± 6,8	97,5 ± 3,8	0,19

Le **Tableau 20** ne met pas en évidence de différence significative concernant les spirométries réalisées lors du pré-test au sein des deux groupes.

Aucun sujet ne présente un rapport de Tiffeneau inférieur à 75%. Les nageurs présentent tous un VEMS et une CVF supérieurs à 100% des valeurs prédites.

Force des muscles respiratoires

Les pressions inspiratoires maximales (PI max), expiratoires maximales (PE max), et celles obtenues lors du reniflement maximal (SNIP) ont été mesurées à trois reprises durant les mêmes étapes du protocole.

Tableau 21 : Evolution de la force respiratoire après un mois d'entraînement (* : p ≤ 0,05)

Groupe Entraîné (n=9)	Pré-test (moy ± ET)	Semaine 4 (moy ± ET)	p-value
PI max			
Mesurée (moyenne-1sec)	120,37 ± 31,8	149,92 ± 27,05	0,014*
% de la norme	103,75 ± 20,49	126,25 ± 18,37	0,027*
PE max			
Mesurée (moyenne-1sec)	126,88 ± 41,27	151,58 ± 36,39	0,007*
% de la norme	94,44 ± 30,42	111,78 ± 23,20	0,007*
SNIP (cm H_2O)			
Mesurée (cm H_2O)	114,82 ± 19,92	131,4 ± 22,45	0,057
% de la norme	104,25 ± 14,56	118,87 ± 14,95	0,083
Mesurée (cm H_2O)	131,35 ± 22,54	132,27 ± 24,08	0,93
% de la norme	112,19 ± 18,76	113,78 ± 20,64	0,87

Tableau 22 : Evolution de la force respiratoire après un mois de désentraînement
(* : p ≤ 0,05)

Groupe Entraîné (n=9)	Semaine 4 (moy ± ET)	Semaine 8 (moy ± ET)	p-value
PI max			
Mesurée (moyenne-1sec)	149,92 ± 27,05	140,78 ± 23,07	0,076
% de la norme	126,25 ± 18,37	120,37 ± 14,36	0,16
PE max			
Mesurée (moyenne-1sec)	151,58 ± 36,39	147,19 ± 38,17	0,47
% de la norme	111,78 ± 23,20	108,67 ± 25,28	0,46
SNIP (cm H_2O)			
Mesurée (cm H_2O)	131,4 ± 22,45	123,33 ± 21,33	0,059
% de la norme	118,87 ± 14,95	111,87 ± 15,87	0,093

Tableau 23 : Evolution de la force respiratoire entre le début et fin de l'étude
(* : p ≤ 0,05)

Groupe Entraîné (n=9)	Pré-test (moy ± ET)	Semaine 8 (moy ± ET)	p-value
PI max			
Mesurée (moyenne-1sec)	120,37 ± 31,8	140,78 ± 23,07	0,046*
% de la norme	103,75 ± 20,49	120,37 ± 14,36	0,081
PE max			
Mesurée (moyenne-1sec)	126,88 ± 41,27	147,19 ± 38,17	0,034*
% de la norme	94,44 ± 30,42	108,67 ± 25,28	0,03*
SNIP (cm H_2O)			
Mesurée (cm H_2O)	114,82 ± 19,92	123,33 ± 21,33	0,26
% de la norme	104,25 ± 14,56	111,87 ± 15,87	0,3

PI max

La Figure 27 compare l'évolution de la PI max durant les huit semaines entre les groupes entraîné et non entraîné. On observe, uniquement pour le groupe entraîné, une augmentation significative des valeurs entre le pré test et la 4ème semaine. Après un mois de désentraînement, la PI max diminue de 6,4%, les valeurs demeurant cependant supérieures à celles du pré-test.

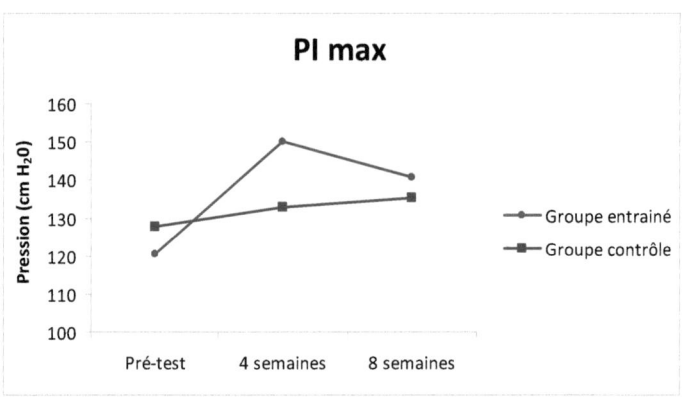

Figure 27 : Comparaison de l'évolution de la PI max au sein des groupes entraîné et non entraîné

La Figure 28 représente l'évolution de la PI max du groupe entraîné durant les huit semaines : on note une augmentation de 25% entre le pré-test et après un mois d'entraînement (p≤0,05).

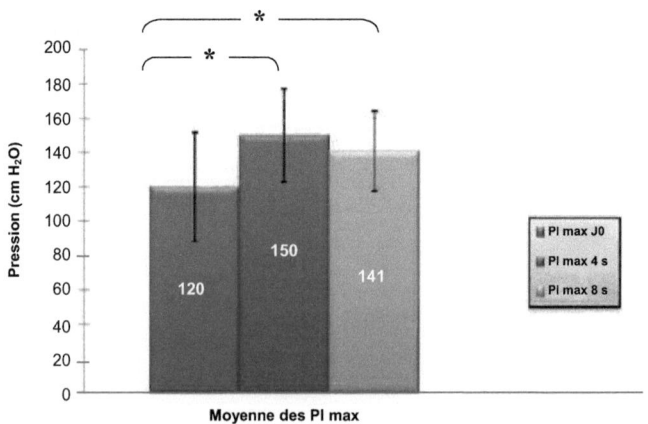

J0 = prétest – 4 s = après 4 semaines – 8 s = après 8 semaines

Figure 28 : Evolution de la PI max du groupe entraîné

PE max

La **Figure 29** compare l'évolution de la PE max durant les huit semaines entre les groupes entraîné et non entraîné.

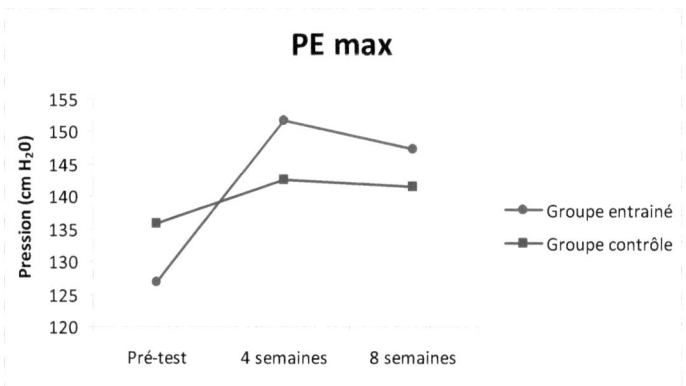

Figure 29 : Comparaison de l'évolution de la PE max au sein des groupes entraîné et non entraîné

Au sein du groupe entraîné, la PE max s'améliore de 20% entre le pré-test et la quatrième semaine. Après un mois de désentraînement, la PE max diminue de 3,5% (NS) **(Figure 30)**.

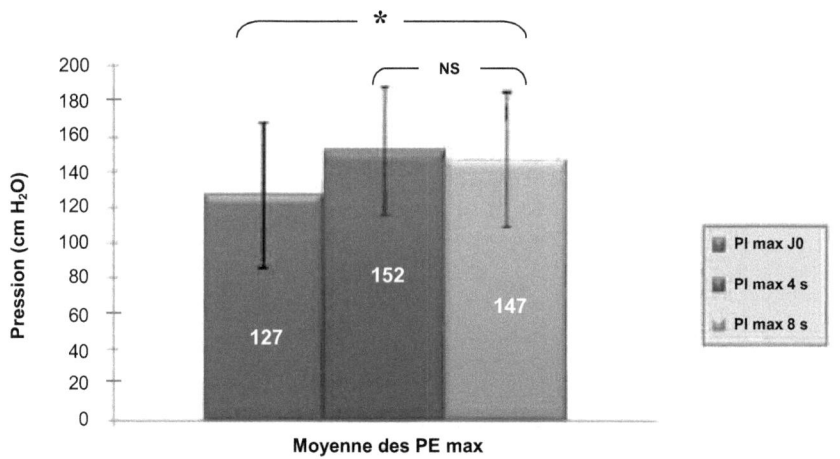

J0 = prétest – 4 s = après 4 semaines – 8 s = après 8 semaines

Figure 30 : Evolution de la PE max du groupe entraîné

Reniflement maximal

La **Figure 31** compare l'évolution reniflement maximal (SNIP) durant les huit semaines entre les groupes entraîné et non entraîné.

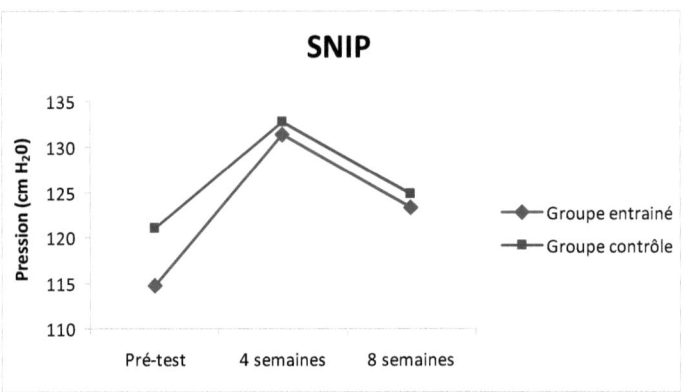

Figure 31 : Comparaison de l'évolution du reniflement maximal au sein des groupes entraîné et non entraîné

Au sein du groupe entraîné, une amélioration de la SNIP (non significative : p>0,05) de 14,5% est relevée entre le pré-test la semaine 4 ; il en est de même pour la réduction (6,5%) observée entre la quatrième et la huitième semaine **(Figure 31)**.

La **Figure 32** représente l'évolution des valeurs lors du reniflement maximal au sein du groupe entraîné.

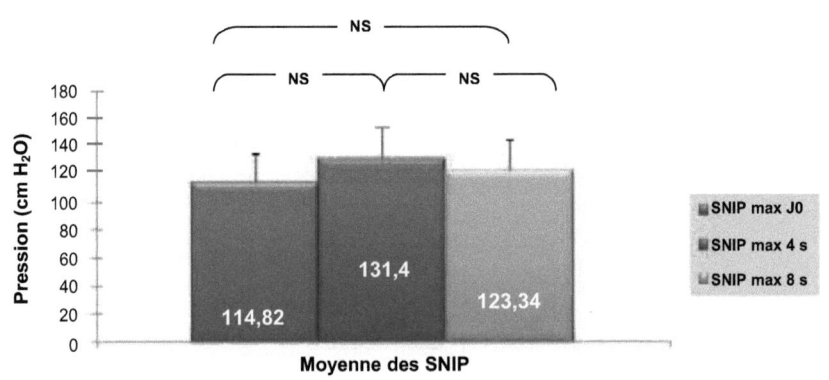

J0 = prétest – 4 s = après 4 semaines – 8 s = après 8 semaines

Figure 32 : Evolution de la SNIP au sein du groupe entraîné

Ventilation Maximum Minute (MMV)

Après un mois d'entraînement, la ventilation maximum minute s'améliore de 28%. La diminution après un mois de désentraînement apparait moins marquée.

Tableau 24 : Evolution de la MMV (15 secondes) au cours des 8 semaines

	J0 (Prétest)	Semaine 4	Semaine 8
MMV (n) Entraînés	9,4	12,1*	11*
MMV (n) Contrôle	9,5	11,6*	11,5*
P value	0,9	0,6	0,6

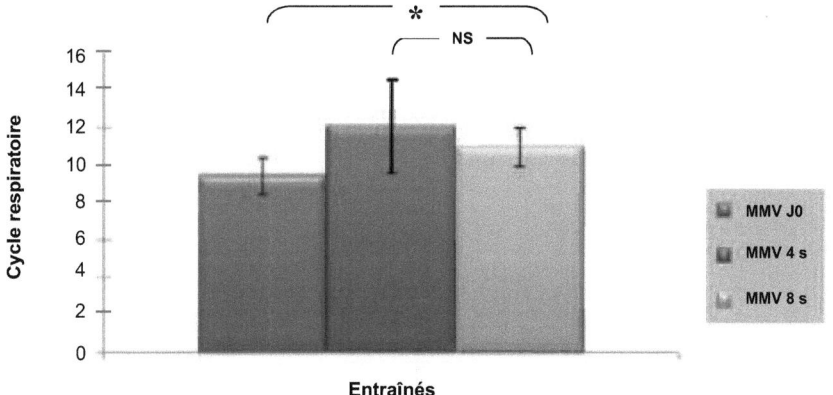

J0 = prétest – 4 s = après 4 semaines – 8 s = après 8 semaines

Figure 33 : Evolution de l'endurance respiratoire
(MMV = ventilation maximale minute)

La Figure 34 représente l'évolution du test de ventilation maximale volontaire au cours des 8 semaines de l'étude pour les deux populations.

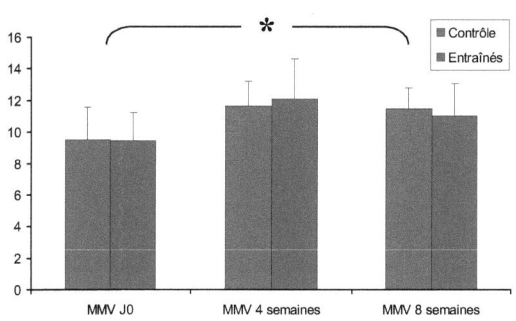

Figure 34 : Evolution de l'endurance respiratoire
(MMV = ventilation maximale minute)

La ventilation maximale minute s'améliore entre le pré-test et la quatrième semaine pour les deux populations (amélioration plus marquée pour le groupe entraîné) ; la MMV diminue ensuite à l'arrêt de l'entraînement, entre la quatrième et la huitième semaine, la réduction étant plus marquée pour le groupe entraîné. Les valeurs de MMV restent cependant plus élevées que lors du pré-test, et ce pour les deux groupes. Aucune différence significative n'est observée.

Indice de Borg

La fatigue respiratoire, évaluée grâce à l'échelle de Borg modifiée, s'apprécie par une échelle de 0 à 10, 10 étant le score maximal de dyspnée.

Une augmentation significative de l'indice de dyspnée est observée entre 4 et 8 semaines (1 mois sans entraînement). La sensation de fatigue respiratoire apparaît plus élevée après l'entraînement et après un mois de désentraînement.

Tableau 25 : Evolution de l'indice de Borg MMV au cours des 8 semaines

	pré test J0	4 semaines	8 semaines
Borg post MMV groupe entrainé	2,9 ± 1,2	3 ± 1,4	3,7 ± 1,6*
Borg post MMV groupe contrôle	3,1 ± 0,8	2,9 ± 0,7	2,9 ± 0,5
p value	0,95	0,99	0,2

La Figure 35 représente l'évolution de l'indice de Borg évalué après l'épreuve de MMV au cours des 8 semaines d'étude pour les deux populations.

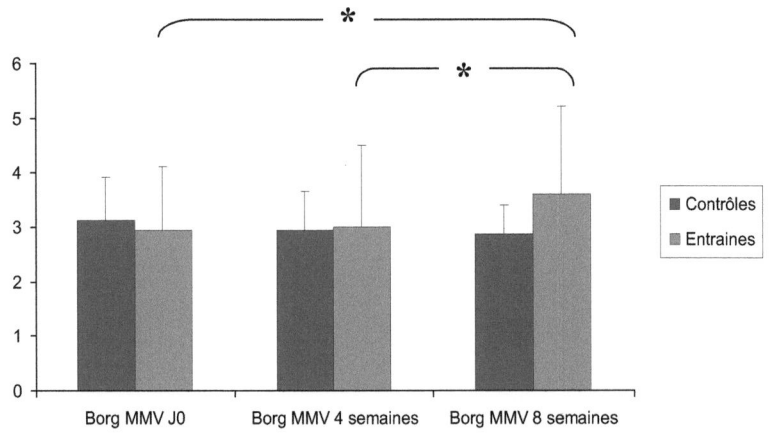

Figure 35 : Evolution de l'indice de Borg MMV au cours des 8 semaines pour les 2 populations

Le score de Borg suite aux manœuvres de MMV diminue au cours des 8 semaines pour le groupe contrôle. Concernant le groupe entraîné, le score de Borg après MMV tend à rester stable après 4 semaines d'entraînement sur Powerbreathe®, pour augmenter brutalement entre l'arrêt de l'entraînement et le post test à 8 semaines. Aucune différence significative n'est cependant notée.

Evolution des performances chronométriques en natation

La Figure 36 représente l'évolution chronométrique du dernier 200 mètres réalisé par les 2 populations (contrôle – entrainés) lors des 8 semaines de l'étude.

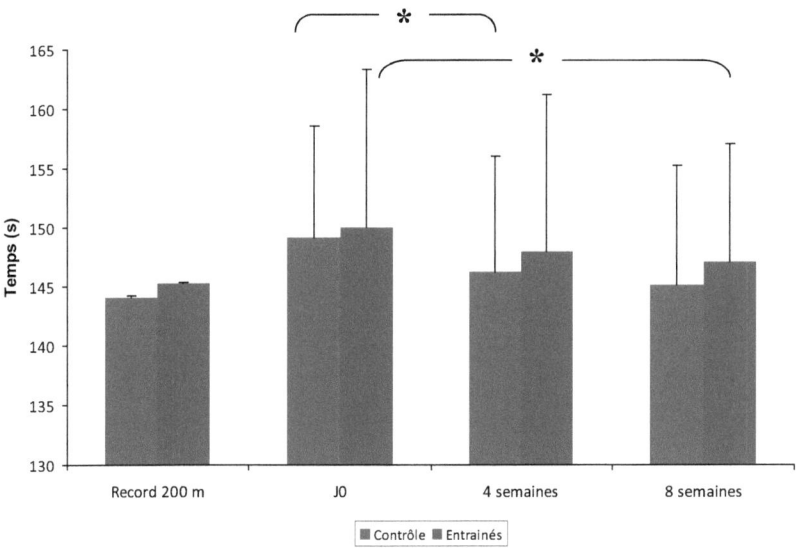

Figure 36 : Evolution chronométrique du dernier 200m

Les chronomètres du dernier 200 mètres de chaque groupe ont tendance à diminuer au cours des 8 semaines de l'étude. Les différences chronométriques sont significatives entre le pré-test et le test à 4 semaines, ainsi qu'entre le pré-test et le test à 8 semaines. Aucune différence n'apparait cependant significative entre les deux groupes.

Tableau 26 : Evolution de l'indice de Borg modifié lors des épreuves de natation

Score de Borg après le 4ᵉᵐᵉ 200m	Pré test J0	Semaine 4	Semaine 8
Groupe entraîné (n=9)	7,5 ± 1,2	7,4 ± 1,4	8,1 ± 1,7
Groupe contrôle (n=8)	8 ± 1,1	7,7 ± 1,6	8 ± 1,1
P value	0,43	0,75	0,41

Une augmentation (non significative) de l'indice de dyspnée est constatée au long des 8 semaines ; la difficulté respiratoire augmente progressivement au fil des séries, mais reste non-significative.

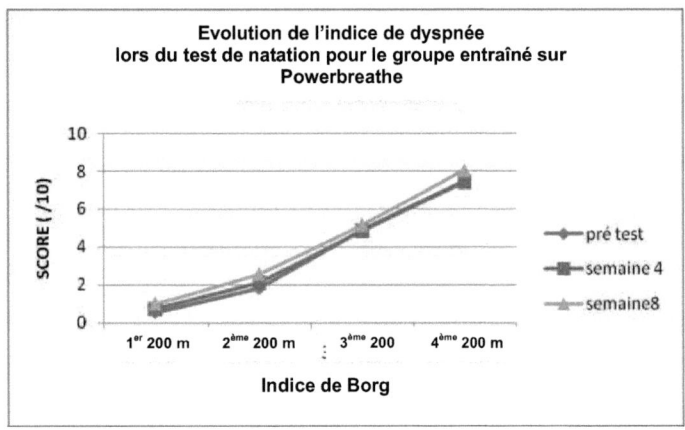

Figure 37 : Evolution de l'indice de Borg après les séries de 200 mètres pour le groupe entraîné

Le score de Borg modifié, à l'issue de chaque séries de 200 mètres, évolue de façon croissante entre la première et la dernière série. Cette même croissance se superpose entre le pré-test, la quatrième semaine après entraînement, et la huitième semaine (après quatres semaines de désentraînement).

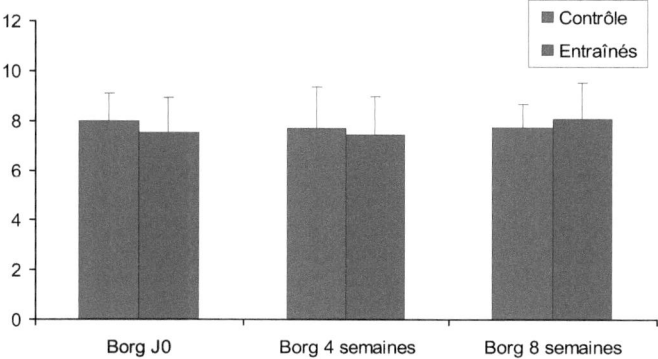

Figure 38 : Evolution de l'indice de Borg après le dernier 200 mètres au cours des 8 semaines

Le score de Borg modifié, à l'issue de la dernière série de 200 mètres, reste globalement stable pour le groupe contrôle au long des 8 semaines de l'étude. Concernant le groupe entraîné sur Powerbreathe®, le score de Borg modifié reste stable entre le pré-test et la quatrième semaine, pour augmenter ensuite après 4 semaines de désentraînement (semaine 8 de l'étude). Aucune différence significative n'est remarquée.

Entraînement

Le programme d'entraînement dure 28 jours, à raison de deux séances quotidiennes (56 entraînements). Lorsqu'un entraînement quotidien n'est que partiellement réalisé (une fois par jour), il s'exprime par 0,5. Les sujets ont réalisé en moyenne 48,8 ± 2,4 (87,3%) entraînements.

Discussion

La natation sollicite l'ensemble de la musculature ; cette discipline requiert une technique particulière afin d'ajuster le mode respiratoire (volumes et débits appropriés), plus intense que lors d'exercices terrestres. La natation nécessite en permanence une réduction contrôlée des cycles respiratoires (inspiration tous les trois ou cinq « temps »), l'expiration étant brève ou continue. Lors du crawl, la nécessaire expansion thoracique (contre la pression hydrostatique) sollicite plus particulièrement la musculature inspiratoire : une inspiration à haut débit augmente les résistances des voies aériennes ; l'augmentation du volume courant nécessite une contraction musculaire plus intense (Kilding et al., 2010; Wells et al., 2005). Cette activité sportive spécifique provoquerait une fatigue « respiratoire » notamment du diaphragme et des abdominaux (Johnson et al., 1996; Romer and Polkey, 2008).

Le Powerbreathe® exige le développement continu d'une pression inspiratoire afin de maintenir l'ouverture de la valve de résistance. En raison de l'augmentation du volume lors de cette manœuvre, une nécessaire réduction de la fréquence respiratoire évite toute hyperventilation et donc hypocapnie (Volianitis et al., 2001a). Les nageurs, lorsqu'ils utilisent le Powerbreathe®, mobilisent des volumes pulmonaires élevés (comme cela s'observe lors de leur pratique sportive), réduisant leur fréquence respiratoire.

Le Powerbreathe® autorise le développement de pressions élevées, permettant un entraînement à 90% de la force maximale. Les PI max du sujet sain se situent entre 80 et 120cmH$_2$O (Polkey et al., 1995) ; l'appareil permet effectivement d'atteindre de telles valeurs. Afin de solliciter de manière optimale la musculature respiratoire, 30 inspirations 2 fois par jour sont recommandées (Kilding et al., 2010; Mador et al., 1995; McConnell et al., 1997; McConnell and Sharpe, 2005; Romer et al., 2002; Volianitis et al., 2001b; Volianitis et al., 2001c).

Au terme d'un protocole [5 séries de 6 cycles respiratoires à 50% PI max pendant six semaines (nageurs en pré-saison)], des gains de PI max de 9% ainsi qu'une discrète amélioration chronométrique sur 100m sont relevés (1,7%) et 200m (1,5%) (Kilding et al., 2010). Un entraînement biquotidien permet d'observer des résultats significatifs après 4 semaines (Kilding et al., 2010; McConnell et al., 1997; McConnell and Sharpe, 2005; Volianitis et al., 2001c). Après un mois d'utilisation du Powerbreathe®, la PI max augmente de 38% alors qu'elle n'augmente plus que de 3% 7 semaines plus tard (Volianitis et al., 2001c). La PI max s'améliore de 9% après 6 semaines d'entraînement (Kilding et al., 2010). Nos résultats (amélioration de 25% de la PI max, de 20% de la PE max et de 14,5% de la SNIP) confirment ces travaux. Notre protocole (quatre semaines) augmente les PI max et PE max. Le gain rapide de force respiratoire s'explique probablement par l'utilisation d'une résistance plus élevée. Cependant, même en compétition, les nageurs ne ventilent jamais contre des résistances aussi importantes. Un entraînement contre une charge aussi élevée ne se justifie donc pas, et ce d'autant plus que les autres paramètres, (échelle de Borg et performance) restent stables (Kilding et al., 2010; Mador et al., 1995; McConnell et al., 1997).

Le Powerbreathe® est étalonné à 85% de la PI max obtenue lors du pré-test (Hart et al., 2001; Kilding et al., 2010; Mador et al., 1995; McConnell et al., 1997) ; la manœuvre évaluant la PI max ainsi que le type d'embout buccal sont identiques à ceux de l'entraînement : le Macro5000® ne peut évidemment mesurer la force en immersion à hauteur des clavicules ; cette mesure serait cependant plus appropriée, car le nageur, soumis à la pression hydrostatique, doit effectivement augmenter son effort inspiratoire pour une même pression.

L'influence d'un entraînement respiratoire sur les performances en natation a fait l'objet de deux études (Kilding et al., 2010; Wells et al., 2005) ; la première utilise le POWERlung® proposant une résistance à l'inspiration et à l'expiration (Wells et al., 2005) ; la seconde utilise le Powerbreathe® (Kilding et al., 2010). Le protocole (Wells et al., 2005) comporte un test incrémentiel de 7x200m en bassin de 50m et 25m départ dans l'eau. Les performances chronométriques imposées pour les séries de 200m sont calculées sur la base du record personnel, auquel on ajoute respectivement 30 secondes pour la première répétition, puis 25 secondes, 20 secondes, 15sec, 10sec, 5sec lors des répétitions suivantes ; le dernier 200m sera parcouru le plus vite possible (3 minutes de repos sont accordées entre chaque série). L'indice de dyspnée était évalué après chaque répétition de 200m (Wells et al., 2005). Cette étude ne démontre aucune amélioration chronométrique lors du dernier 200m. La seconde étude (Kilding et al., 2010) mesure la lactatémie, la dyspnée et la fréquence cardiaque après chaque 200m. Cette étude propose aussi la réalisation d'un 100m, 200m, 400m et montre une amélioration chronométrique sur 100m (1,7%) et 200m (1,5%) (Kilding et al., 2010).

La limitation ventilatoire de la performance n'est toujours pas clairement établie : la ventilation constituerait un facteur limitant uniquement chez des athlètes entrainés lors d'un exercice maximal et non pour des exercices à 60-85% de la VO_2max (Markov et al., 2001). Un 200m crawl à 90-95% du record personnel sollicite effectivement la musculature inspiratoire (diminution de 29% de la PI max mesurée immédiatement après l'effort) (Lomax and McConnell, 2003). Nous avons opté pour une série de quatre répétitions de 200 mètres (Mador and Dahuja, 1996), réalisés selon le meilleur temps + 30 secondes, + 20 secondes, + 10 secondes et le quatrième aussi vite que possible ; les 30 secondes de récupération, accordées entre chaque série, permettent d'apprécier le degré de dyspnée. La dernière répétition de 200m devait atteindre une intensité d'au moins 90% du record personnel. Notre protocole évalue les nageurs sur une distance de 200m : en effet, lors d'une distance plus courte (50 ou 100m), les sujets respirent moins, certains demeurant même en apnée totale lors du 50m.

Les pressions inspiratoires (PI max et SNIP) et expiratoires (PE max) sont respectivement évaluées à J0, 4 et 8 semaines. La PI max s'améliore de 25% et la PE max de 20% après un mois d'entraînement à 85-90% PI max, sans amélioration de la SNIP. La PI max augmente de 30% après quatre semaines d'entraînement inspiratoire sur Threshold IMT® (Suzuki et al., 1993). La PI max s'améliore de 45% (rameuses, aviron) après 11 semaines d'entraînement sur le Powerbreathe® à 50% PI max (Volianitis et al., 2001b). Outre cette amélioration de la force musculaire, l'entraînement inspiratoire spécifique diminue la sensation de fatigue musculaire (échelle de Borg). L'entraînement inspiratoire spécifique augmente les pressions inspiratoires chez le sujet sain et sportif : 13 footballeurs (entraînement de 5 semaines sur POWERlung® en inspiration à 50% de leur PI max, 5 fois par semaine) augmentent effectivement de 20% leur PI max (Nicks et al., 2009). 8 cyclistes entraînés sur Powerbreathe® pendant 6 semaines améliorent également leurs performances sur 20 et 40 km (Romer et al., 2002). Cette étude utilise cependant une analyse spécifique, basée sur la vitesse de relaxation musculaire (MRR) et nécessitant des mesures de pression œsophagienne et diaphragmatique invasives (Kyroussis et al., 1994; Mador and Kufel, 1992; Romer et al., 2002).

La PE max augmente de 20% après un mois d'entraînement (cf. notre précédente étude) (Kellens et al., 2011). Le Powerbreathe® sollicite effectivement les muscles inspiratoires ; en effet, l'appareil offre une seule résistance inspiratoire, l'expiration se déroule librement et sans résistance. La PE max s'améliore de 15% suite à un entraînement de quatre semaines (5x30min.semaine^{-1} en hyperpnée isocapnique) (Wylegala et al., 2007). L'expiration deviendrait probablement active lors de l'entraînement et ne serait plus totalement libre. Un phénomène d'apprentissage entre le premier et second test participerait également à la variation des performances ; enfin, les résultats pourraient être influencés par les fuites, pratiquement inévitables, lors de chaque test.

La MMV s'améliore de 28% entre le premier et second test. Cette épreuve apparaît relativement proche de l'entraînement avec l'appareil ; cependant, si les performances s'améliorent, la pénibilité présente une tendance inverse : les sujets améliorent certes leur ventilation maximale minute mais ils se déclarent plus fatigués. Un effet d'apprentissage pourrait expliquer l'amélioration des performances. La pénibilité de l'effort appréciée par l'échelle de Borg reste subjective : les sensations respiratoires ne se modifient pas après un mois d'entraînement inspiratoire biquotidien avec le Threshold IMT® (Suzuki et al., 1993). Quarante séances d'entraînement en hyperpnée normocapnique de 30 minutes à 65% MMV (T0) pendant 15 semaines améliore de 34% la MMV (Markov et al., 2001). La MMV s'améliore de 7,4% après un entraînement hebdomadaire (5x30min) de quatre semaines en hyperpnée isocapnique contre 50cmH$_2$O, protocole relativement proche du nôtre (Wylegala et al., 2007).

Aucune différence n'est relevée au niveau de la SNIP ; quelques sujets, encombrés au niveau nasal lors du second test, ont eu l'impression de ne pas correctement exécuter la manœuvre. Le reniflement maximal des nageurs reste éloigné de leur pratique sportive et, par ailleurs, exige une coordination importante (Lehance et al., 2004).

Etude 5 :
Trainabilité des muscles inspiratoires chez le sujet sain âgé

Population

39 individus masculins, âgés entre 50 et 80 ans, ont été répartis en deux groupes : le premier (n=19) s'entraîne quotidiennement pendant 6 semaines, le second (n=20) constitue le groupe contrôle (non-entraîné). Le **Tableau 27** illustre les caractéristiques biométriques générales des deux groupes.

Tableau 27 : Caractéristiques biométriques générales

Variables	Contrôle (n=20)	Entraîné (n=19)	p value
Age (années) (moy ± ET)	65,9 ± 9,8	58,7 ± 7,4	0,11
Taille (cm) (moy ± ET)	170,1 ± 7,5	173,7 ± 5,8	0,09
Poids (kg) (moy ± ET)	79,2 ± 9,6	79 ± 11	0,98
BMI (kg/m²) (moy ± ET)	27,7 ± 3,2	26,2 ± 3	0,14
Activité physique hebdomadaire (h)	1,6 ± 1,8	2,6 ± 2,8	0,17
Fumeur n (%)	17 (85)	16 (80)	0,68

Les deux groupes sont comparables en ce qui concerne leurs caractéristiques biométriques générales, leurs activités physiques hebdomadaires et le nombre de fumeurs.

Tableau 28 : Paramètres spirométriques des 2 groupes lors du pré-test

Variables	Contrôle (n=20)	Entraîné (n=19)	p value
CVF			
Mesurée (litres)	3,9 ± 0,5	4,6 ± 0,5	0,42
% norme (%)	105,5 ± 10,7	110,4 ± 8,1	0,12
VEMS			
Mesuré (litres/sec)	2,9 ± 0,4	3 ± 0,4	0,39
% norme (%)	101,1 ± 12,7	103,1 ± 12,3	0,15
Rapport de Tiffeneau			
Mesuré	76,8 ± 3,9	76,65 ± 4,64	0,95
% norme (%)	100,4 ± 4,8	101,2 ± 6	0,93

Aucune différence significative n'est notée concernant les valeurs spirométriques des deux groupes de patients. Un patient a du être exclu de l'étude en raison d'un rapport de Tiffeneau inférieur à 75% des valeurs prédites.

Tableau 29 : Pressions respiratoires maximales des 2 groupes lors du pré-test

Variables	Contrôle (n=20)	Entraîné (n=19)	p value
PI max			
Mesurée (cmH_2O)	106,1 ± 21,9	107,7 ± 36,3	0,74
% norme (%)	112,8 ± 22,7	112,1 ± 37,4	0,41
PE max			
Mesurée (cmH_2O)	121,5± 19,3	140,1 ± 26,2	**0,01***
% norme (%)	99,8 ± 16,2	111,9 ± 20,1	0,05
SNIP max			
Mesurée (cmH_2O)	96,9 ± 13,1	108,1 ± 28,4	0,09
% norme (%)	98,7 ± 13,1	106,3 ± 26,5	0,15

Concernant les pressions respiratoires, les sujets du groupe entraîné présentent déjà une PE max significativement plus élevée que les sujets du groupe contrôle et ce, avant le début de l'entraînement.

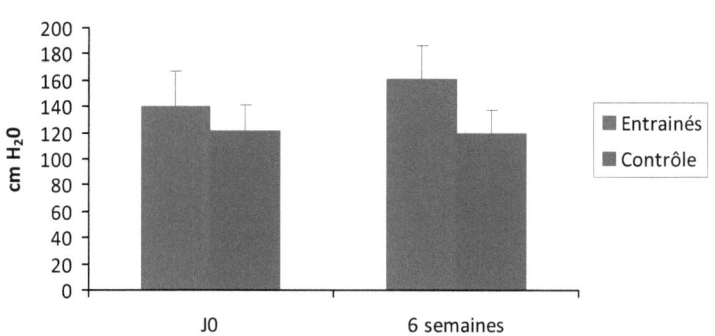

Figure 39 : PE max (cm H_2O) des deux groupes lors du pré test (J0) et après 6 semaines d'entraînement

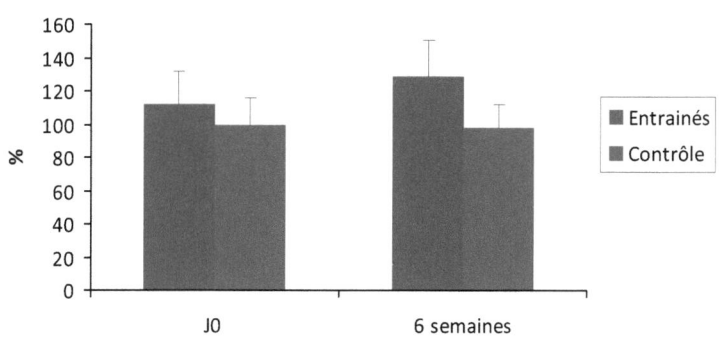

Figure 40 : PE max (%) des deux groupes lors du pré test et après 6 semaines d'entraînement

Tableau 30 : Pressions maximales des 2 groupes après 6 semaines

Variables	Contrôle (n=20)	Entraîné (n=19)	p value
PI max			
Mesurée (cmH$_2$O)	108,1 ± 23,3	134 ± 33,1	0,01*
Par rapport à la norme (%)	114,7 ± 24,7	139,6 ± 34,1	0,009*
PE max			
Mesurée (cmH$_2$O)	119,3 ± 17,7	160,5 ± 25,8	< 0,001*
Par rapport à la norme (%)	97,9 ± 14,3	128,8 ± 21,3	<0,001*
SNIP max			
Mesurée (cmH$_2$O)	95,5 ± 10,9	119,6 ± 26,9	0,001*
Par rapport à la norme (%)	95,9 ± 11	117,9 ± 25,7	0,001*

Après 6 semaines d'entraînement, les PI max, PE max et SNIP deviennent toutes significativement plus importantes au sein du groupe entraîné.

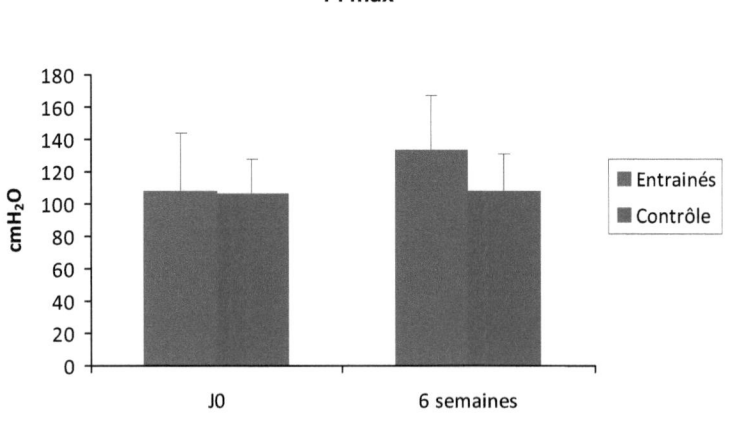

Figure 41 : PI max (cm H$_2$0) des deux groupes lors du pré test (J0) et après 6 semaines d'entraînement

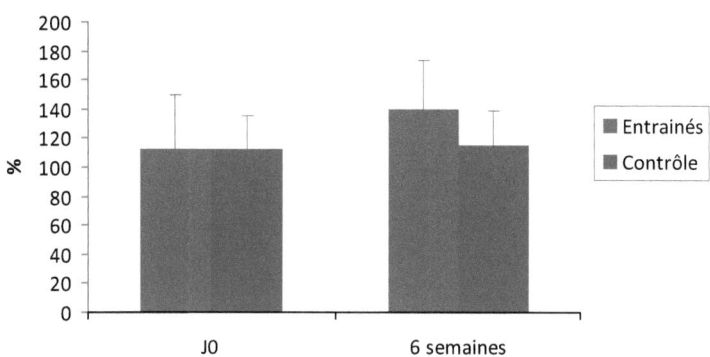

Figure 42 : PI max (%) des deux groupes lors du pré test (J0) et après 6 semaines d'entraînement

Tableau 31 : Nombre de jours d'entraînement au terme des 6 semaines (n=19)

Sujets (n=19)	Moyenne ± écart-type	Minimum - Maximum
Jours d'entraînement	39,7 ± 2,5	33 – 42

42 jours d'entraînement sont normalement réalisés.

Tableau 32 : Evolution des pressions respiratoires du groupe entrainé de la semaine 0 à la semaine 6 (n=19)

Variables	Semaine 0	Semaine 6	p value
PI max			
Mesurée (cmH_2O)	107,7 ± 36,3	134 ± 33,1	0,0046*
Par rapport à la norme (%)	112,1 ± 37,4	139,6 ± 34,1	0,0047*
PE max			
Mesurée (cmH_2O)	140,1 ± 26,2	160,9 ± 25,8	0,01*
Par rapport à la norme (%)	111,8 ± 20,1	128,8 ± 21,7	0,0001*
SNIP max			
Mesurée (cmH_2O)	108,1 ± 28,4	119,6 ± 26,9	0,22
Par rapport à la norme (%)	106,3 ± 26,5	117,9 ± 25,7	0,209

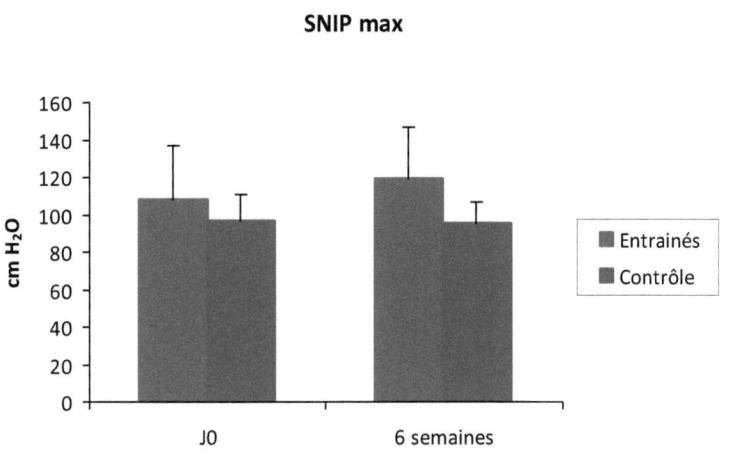

Figure 43 : SNIP max (%) des deux groupes lors du pré test (J0) et après 6 semaines d'entraînement

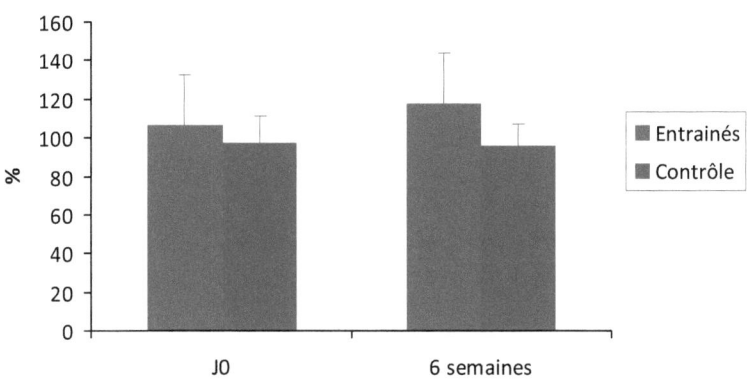

Figure 44 : SNIP (%) des deux groupes lors du pré test et après 6 semaines d'entraînement

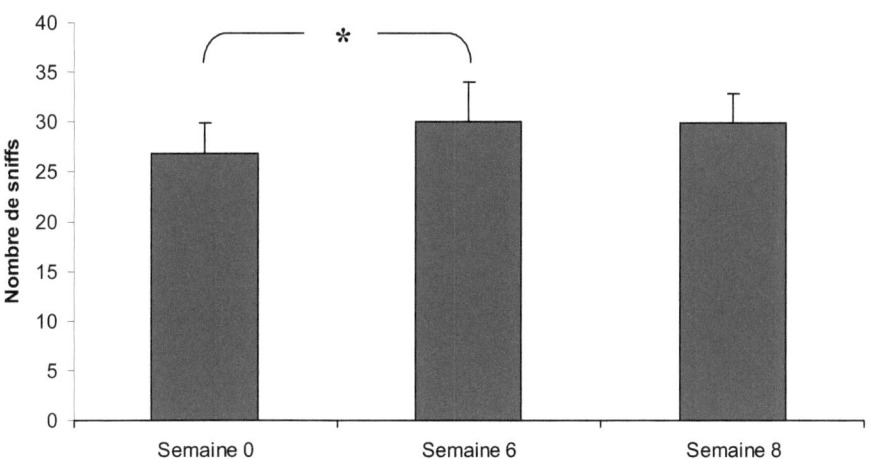

Figure 45 : Evolution du nombre de sniffs en 20 secondes lors des 8 semaines (n=19) au sein du groupe entraîné

Après l'entraînement, le nombre de reniflements maximaux réalisés en 20 secondes augmente de manière significative (+ 11,6%).

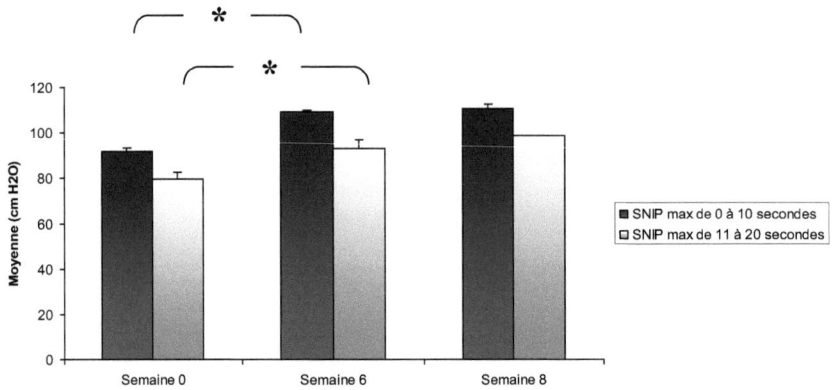

Figure 46 : Evolution des valeurs de SNIP max sur 20 secondes (de 0 à 10 secondes puis de 11 à 20 secondes) durant les 8 semaines (n=19) au sein du groupe entraîné

Les valeurs moyennes de SNIP max lors des 10 premières secondes sont systématiquement supérieures à celles de 11 à 20 secondes. Toutes ces valeurs augmentent de façon significative après l'entraînement de 6 semaines (+ 17,3% de 0 à 10 secondes et + 15,9% de 11 à 20 secondes), ne varient pas à la semaine 8 et restent plus élevées (+ 19,1% de 0 à 10 secondes et + 22,7%) que lors du pré-test.

Discussion

Le vocable "sain" reste parfois malaisé à définir lorsqu'il faut qualifier des personnes âgées. Selon l'ATS, le qualificatif « sain » caractérise un sujet non-fumeur, indemne de toute pathologie et plus précisément de tout symptôme respiratoire (ATS ERS). Dans notre étude, les sujets présentant un rapport de Tiffeneau supérieur à 75% ont effectivement été considérés comme sains (Dakin et al., 2007; Syabbalo, 1998). Sept sujets n'ont pas été inclus en raison de leur indice de Tiffeneau inférieur à 75%.

La fatigue musculaire squelettique définit la perte réversible de la capacité de développer une force et ce en réponse à une charge définie. La fatigue respiratoire pourrait s'apprécier par une diminution des pressions respiratoires maximales volontaires et leur récupération après mise au repos (Supinski et al., 2002). La SNIP max évalue la force inspiratoire globale de façon non invasive ; naturelle et plus facile à réaliser que la PI max, elle dépend cependant de la volonté des sujets et, en conséquence, le risque de développer des efforts sous-maximaux demeure toujours possible (Syabbalo, 1998). Les pressions obtenues lors du reniflement maximal sont effectivement validées ; ce test permettrait de détecter la fatigue via la chute de SNIP (Supinski et al., 2002).

Les PI max normales des sujets âgés varient entre 83 et 104 cmH$_2$O ; la résistance du Powerbreathe$^®$ est fixée à 85% de leur force maximale individuelle obtenue lors d'un pré-test. L'appareil utilisé lors de l'entraînement impose des résistances entre 71 et 88 cm d'H$_2$O. L'entraînement apparaît spécifique ; la force inspiratoire s'améliore suite à la répétition d'exercices contre résistances quasi maximales (Pardy et al., 1988). Le modèle choisi module la résistance de 23 à 186 cmH$_2$O. L'appareil utilise une valve inspiratoire dont le seuil de déclenchement (réglable) s'ouvre pour un niveau prédéterminé, l'expiration demeure libre.

Après entraînement, les pressions inspiratoires des sujets âgés augmentent respectivement de 33,13% pour la PI max et de 31,35% pour la PI (pic) ; de telles augmentations ont déjà été relevées chez des sujets sains et sportifs ; chez 15 rameurs masculins élites, la PI max buccale ainsi que la VO$_2$max ont été évaluées avant que les sujets ne soient séparés de manière aléatoire en deux groupes. Le groupe entraîné réalise, durant 11 semaines, 2 séances quotidiennes de 30 inspirations ; leurs PI max augmentent respectivement de 20% et 34% après 6 et 11 semaines alors que dans le groupe contrôle, une variation non significative de 4% est relevée (Klusiewicz et al., 2008).

Un groupe de 10 sujets, entraînés pendant 8 semaines à 80% de la PI max, améliorent leur PI max de 41% (Enright et al., 2006). 18 sujets, âgés entre 58 et 78 ans, entraînés sur Threshold$^®$ IMT pendant 8 semaines, augmentent leur force inspiratoire de 21,5 cm d'H$_2$O (Aznar-Lain et al., 2007). Un échantillon de 12 personnes, âgées de 32 ans en moyenne, s'entraîne pendant 6 semaines (2 séries quotidiennes de 30 inspirations) ; les sujets ajustaient eux-mêmes le seuil d'ouverture de l'appareil en fonction de leur capacité. Suite à cet entraînement, la PI max augmente de 12,2% ; augmentation cependant non confirmée par l'étude de la pression transdiaphragmatique obtenue par stimulation magnétique. La manœuvre de la PI max serait semblable à celle de l'entraînement, suggérant un simple effet d'apprentissage (Hart et al., 2001).

Les pressions expiratoires augmentent respectivement de 15,65% (PE max) et de 15,52% (PE pic). Un phénomène d'apprentissage pourrait intervenir (Terzi et al., 2010) ; en effet, lors de la seconde évaluation, les sujets exécutent plus efficacement la manœuvre et emploient diverses stratégies afin de limiter les fuites d'air. Pour inspirer plus facilement contre la résistance imposée, certains sujets évacuent un maximum d'air en expirant activement. Des patients atteints de sclérose en plaques, suite à un entraînement inspiratoire de 10 semaines, adoptent la même stratégie (Klefbeck and Hamrah Nedjad, 2003). Le renforcement des muscles expiratoires s'avère utile en clinique (notamment par rapport à l'efficacité de la toux) (Delguste, 2001; McConnell and Romer, 2004).

Les principales modifications respiratoires fonctionnelles liés à l'âge concernent l'augmentation de la compliance pulmonaire et la réduction de la compliance thoracique (Kim and Sapienza, 2005). Le déficit des muscles respiratoires peut s'expliquer par les mêmes modifications des muscles périphériques, à savoir la sarcopénie, c'est-à-dire une atrophie provoquant une diminution de la force et de la puissance. Cette atrophie touche principalement les fibres rapides (de type II) et correspond à une diminution de la masse des protéines musculaires, principalement myofibrillaires et sarcoplasmiques. Les déterminants importants de la sarcopénie sont la sédentarité, une altération des fonctions neuromusculaires, une mauvaise nutrition, de même que divers changements moléculaires et hormonaux (diminution de la testostérone et de la DHEA) (Evans, 1995; Kim and Sapienza, 2005). Les muscles expiratoires seraient plus affectés que les muscles inspiratoires (Kim and Sapienza, 2005) ; en effet, l'atrophie des fibres de type II toucherait surtout les muscles abdominaux, épargnant relativement le diaphragme (Mizuno, 1991).

Le renforcement des muscles respiratoires pourrait atténuer les conséquences de l'involution physiologique. Les muscles respiratoires n'agissent pas uniquement comme une simple pompe ventilatoire ; ils interviennent également lors d'autres activités telles que tousser, éternuer, parler, chanter, avaler, manœuvre de Valsalva, ... : en conséquence, toute réduction de la force respiratoire altère les fonctions ventilatoires et non respiratoires (Mizuno, 1991).

26 femmes (saines âgées entre 60 et 69 ans) suivent un entraînement inspiratoire et expiratoire (Threshold®) de 8 semaines : elles présentent une augmentation de 22% de la PI max et de 30% de la PE max, et améliorent également leur ventilation maximale minute (16%) et leur score de dyspnée (8%) (Watsford and Murphy, 2008).

La mesure de la SNIP max diffère fortement de la technique d'entraînement (notamment en ce qui concerne l'embout et l'effort inspiratoire) ; l'amélioration observée pourrait spécifiquement s'expliquer par la méthode d'entraînement. Les manœuvres de sniff (SNIP max) et de Müller (PI max) recrutent de manière similaire les muscles de la cage thoracique mais diffèrent pour le diaphragme dont l'activation, lors de la manœuvre de Müller, reste plus faible que celle développée lors du sniff (Nava et al., 1993).

Nous apprécions les effets d'un entraînement inspiratoire sur la fatigabilité de ces muscles spécifiques. Induire un état de fatigue nécessite la répétition des tests, ce qui implique une faible variabilité intra-individuelle lors de la réalisation d'efforts "réellement maximaux" (Hayot and Matecki, 2004) ; l'examinateur encourage vivement le participant au cours du test. Les reniflements, effectués à intensité maximale, seront enchaînés le plus rapidement possible durant 20 secondes (induction de fatigue) afin d'apprécier une éventuelle diminution des SNIP max.

Nous observons une diminution progressive des pressions durant les 20 secondes. Avant et après l'entraînement, la SNIP max des 10 premières secondes apparaît supérieure à la SNIP max des 10 dernières secondes. Cette perte de force (10% en moyenne) au cours du temps traduirait effectivement l'installation de la fatigue musculaire.

Suite à l'entraînement, le nombre de sniffs augmente de 11,57% ; de même, la pression maximale sur les 2 premières périodes de 10 secondes s'améliore, vraisemblablement en raison d'un phénomène d'apprentissage (Terzi et al., 2010). En raison de la spécificité du sniff et de l'absence de relation dans la vie quotidienne, il aurait été intéressant d'apprécier l'effet de cette fatigabilité sur la performance sportive.

Le phénomène de fuites perturbe régulièrement les résultats : la mesure pratique de la SNIP consiste à fermer une narine de manière étanche avec prise de pression simultanée au-delà de l'occlusion, en introduisant l'extrémité d'une sonde à ballonnet dans la narine (mise en place instantanée). L'adaptation anatomique se réalise par la variabilité de gonflage du ballonnet. Une fois la sonde en place, son extrémité distale sera connectée au capteur de pression (Normand et al., 2001).

Lors d'une épreuve de fatigabilité musculaire, la pénibilité subjective de l'effort peut s'apprécier par une échelle de perception (Borg, 1982). Cette pénibilité apparaît proportionnelle à la fréquence cardiaque et la lactatémie ; une échelle de correspondance a en effet été établie (6 à 20) entre la fréquence cardiaque et la perception du niveau d'effort (Borg, 1978). Cette échelle apparaît simple, de compréhension et d'utilisation facile par le patient (Chetta et al., 2003). Suite à l'entraînement, les scores de Borg ne varient pas de façon significative.

Un entraînement inspiratoire biquotidien de 4 semaines chez 12 femmes saines ne modifie pas la sensation respiratoire (échelle de Borg) alors que la force inspiratoire augmente (Suzuki et al., 1993).

Malgré sa large diffusion, l'échelle de Borg reste limitée par son caractère subjectif et discontinu, réduisant l'analyse circonstanciée de la dyspnée, apparaissant progressivement pendant l'effort (Suzuki et al., 1993). Les évaluations sont espacées de 6 semaines et les sujets n'ont jamais employé cette échelle auparavant, laissant supposer une perte de repères. La durée limitée (20 secondes) ne permettrait pas d'évaluer correctement et de manière reproductible la pénibilité à l'effort.

Après 2 semaines de désentraînement, les pressions inspiratoires diminuent respectivement de 7,39% (PI max) et de 8,37% (PI pk), tout en restant plus élevées que les valeurs du pré-test (+ 23,29% pour la PI max et + 20,36% pour la PI pic). Un groupe de 15 rameurs d'élite masculins présente une diminution (non significative) de 10% de la PI max dans le groupe entraîné, et ce 14 semaines après la fin de l'entraînement. Ces valeurs restent également plus élevées que celles relevées avant l'entraînement (Klusiewicz et al., 2008). Les pressions expiratoires de nos sujets, après un désentraînement de 2 semaines, restent également supérieures à celles observées lors du pré-test.

Une augmentation significative de 11,23% de la SNIP max est constatée après 8 semaines (dont 2 semaines de désentraînement). Cet accroissement pourrait s'expliquer, entre autres, par un phénomène d'apprentissage. La SNIP max resterait cependant moins sensible à l'effet d'apprentissage que la PI max (Terzi et al., 2010).

Etude 6 :
Evaluation de la force des muscles respiratoires chez le patient BPCO

Population

21 patients masculins BPCO sont répartis en trois groupes selon la sévérité de leur affection (classés stade 2, 3 et 4 selon les directives du GOLD) (Rabe et al., 2007) :

- le premier groupe comprend 6 patients au stade 2,
- le deuxième groupe compte 9 patients au stade 3,
- le troisième groupe comporte 6 patients au stade 4.

Tableau 33 : Caractéristiques biométriques générales des patients BPCO (% : pourcentage par rapport à la norme calculée en fonction de l'âge et des mensurations du patient)

Paramètre	STADE 2 n= 6 Moyenne ± ET	STADE 3 n= 9 Moyenne ± ET	STADE 4 n= 6 Moyenne ± ET	Population globale n=21 Moyenne ± ET
Age (années)	59 ± 6	65 ± 9	63 ± 6	63 ± 8
Taille (cm)	161 ± 6	167 ± 7	166 ± 10	165 ± 8
Poids (Kg)	69 ± 19	72 ± 14	74 ± 19	72 ± 16
B.M.I	26 ± 6	26 ± 6	27 ± 4	26 ± 5
Marche 6 min (m)	377 ± 102	349 ± 106	337 ± 69[a]	354 ± 93
Moment de force quadriceps (dynamomètre isométrique) (N.m)	110 ± 57	112 ± 68	104 ± 65[b]	109 ± 61
Force manuelle (dynamomètre de Colin) (KgF)	31 ± 15	31 ± 11	34 ± 9	32 ±12

Les patients sont âgés de 63 ans en moyenne. Il existe une différence significative ([a]) entre les patients du stade 2 et du stade 4 concernant le périmètre de marche en 6 minutes (inférieur de 40 mètres pour le stade 4), ainsi qu'entre le groupe stade 3 et le groupe stade 4 concernant la force développée isométriquement par le quadriceps (inférieure pour le groupe stade 4) ([b]).

Tableau 34 : Caractéristiques spirométriques des patients BPCO

Paramètre	STADE 2 n= 6 Moyenne ± ET	STADE 3 n= 9 Moyenne ± ET	STADE 4 n= 6 Moyenne ± ET	Population globale n=21 Moyenne ± ET
VEMS (l.s^{-1})	1,4 ± 0,2 [a]	1,1 ± 0,2 [a]	0,5 ± 0,2 [a]	1,1 ± 0,4
VEMS (%)	60 ± 8 [a]	42 ± 5 [a]	21 ± 6 [a]	41 ± 16
CVF (L)	3,1 ± 0,8 [b]	2,5 ± 0,7	1,7 ± 0,3 [b]	2,4 ± 0,8
CVF (%)	109 ± 29 [a]	71 ± 9 [a]	54 ± 11 [a]	77 ± 28
Tiffeneau	48 ± 9	48 ± 8	32 ± 7 [c]	43 ± 11
DEP (l.s^{-1})	3,8 ± 1,3	3,9 ± 1,1	2,8 ± 1	3,6 ± 1,2
DEP (%)	62 ± 20	55 ± 13	40 ± 11 [c]	53 ± 16

[a] : $p<0.05$ entre tous les groupes
[b] : $p<0.05$ entre le groupe stade 2 et le groupe stade 4
[c] : $p<0.05$ entre le groupe stade 3 et le groupe stade 4, et entre le stade 2 et le stade 4

Tableau 35 : Force des muscles respiratoires des patients BPCO

Paramètre	STADE 2 n= 6 Moyenne ± ET	STADE 3 n= 9 Moyenne ± ET	STADE 4 n= 6 Moyenne ± ET	Population globale n=21 Moyenne ± ET
PI crf (cm d'eau)	69 ± 32	69 ± 26	58 ± 16	66 ± 24
PI crf (%)	84 ± 33	72 ± 27	70 ± 26	75 ± 28
PI vr (cm d'eau)	70 ± 26	76 ± 30	60 ± 20	70 ± 26
PI vr (%)	86 ± 27	82 ± 31	71 ± 26	80 ± 27
PE crf (cm d'eau)	77 ± 26	99 ± 32	115 ± 14 [b]	97 ± 29
PE crf (%)	50 ± 9	53 ± 15	69 ± 16 [b]	87 ± 26
PE cpt (cm d'eau)	86 ± 30	109 ± 22	117 ± 21	105 ± 26
PE cpt (%)	55 ± 10	59 ± 12	70 ±16	61 ± 14
Sniff (cm d'eau)	72 ± 23	67 ± 20	63 ± 15	67 ± 19
Sniff (%)	83 ± 26	71 ± 24	69 ± 20	74 ± 23

[b] : $p<0.05$ entre le groupe stade 2 et le groupe stade 4

Les pressions inspiratoires mesurées au niveau de la CRF sont légèrement plus faibles que les pressions inspiratoires mesurées au niveau du VR. Les PI max sont réduites par rapport à leurs normes pourcentuelles respectives.

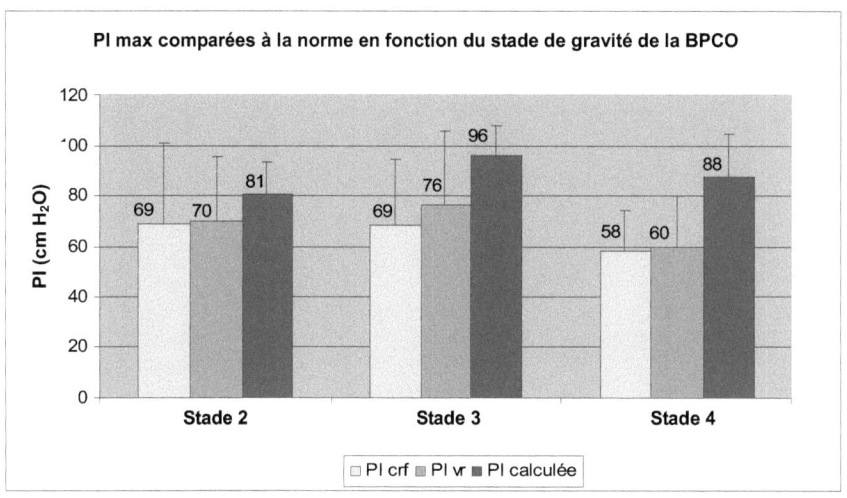

Figure 47 : PI max comparées à la norme en fonction du stade de gravité de la BPCO

Les pressions expiratoires mesurées au niveau de la CRF sont globalement plus faibles que les pressions expiratoires mesurées au niveau de la CPT.

Les PE max sont réduites par rapport à leurs normes respectives. Les pressions expiratoires, rapportées à la norme, augmentent avec la sévérité de la BPCO (**Figure 48**).

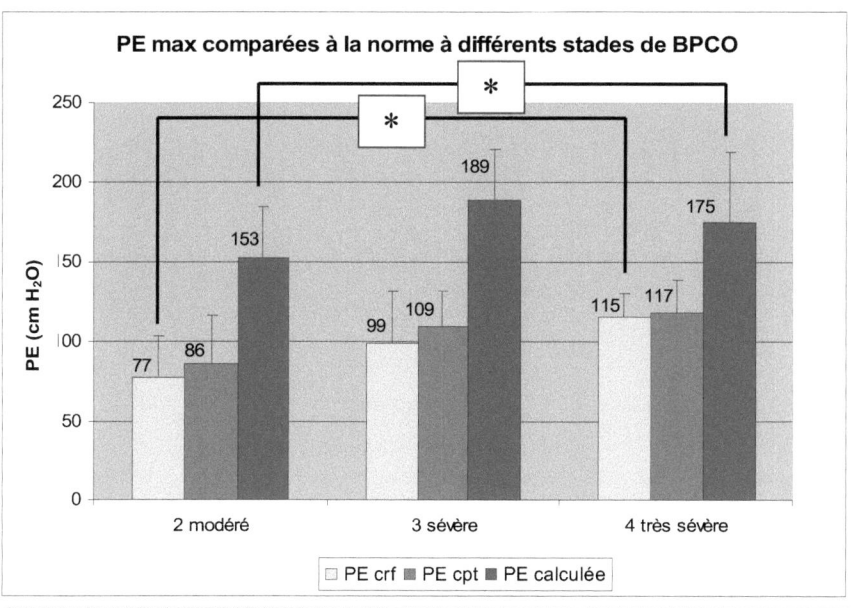

Figure 48 : PI max comparées à la norme en fonction du stade de gravité de la BPCO

Parallèlement aux pressions inspiratoires, les SNIP mesurées apparaissent nettement plus faibles que les SNIP calculées par rapport aux normes respectives et ce pour les trois groupes. Les PI max diminuent avec la sévérité de la BPCO et ce, parallèlement à la SNIP.

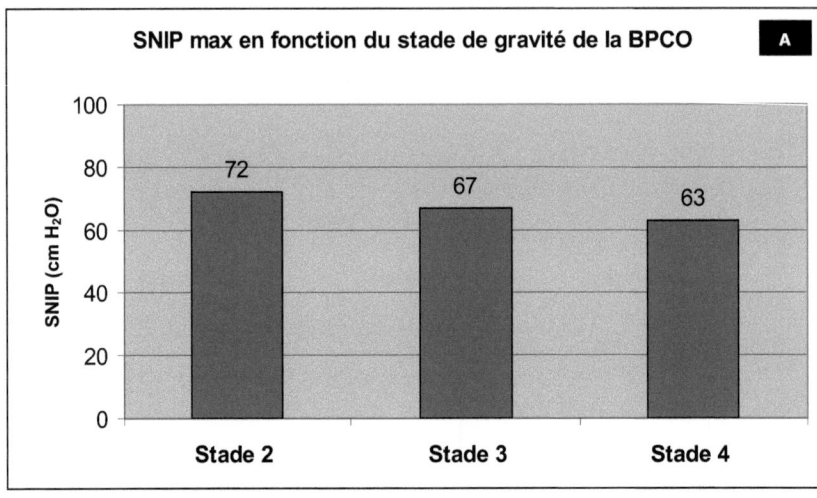

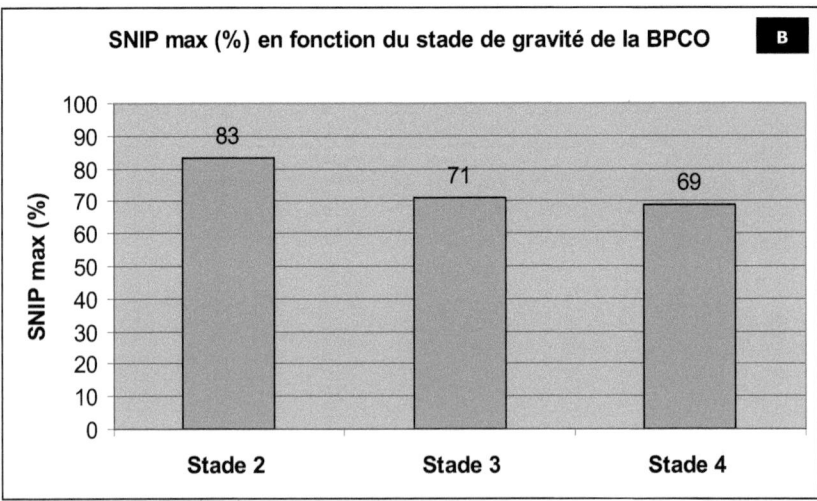

Figure 49 A et B : SNIP max (A) et pourcentage de la SNIP max (B) en fonction du stade de gravité de la BPCO

Les ratios (PIcrf/PEcrf et PIvr/PEcpt) évoluent significativement avec la sévérité de l'affection (**Figure 50**).

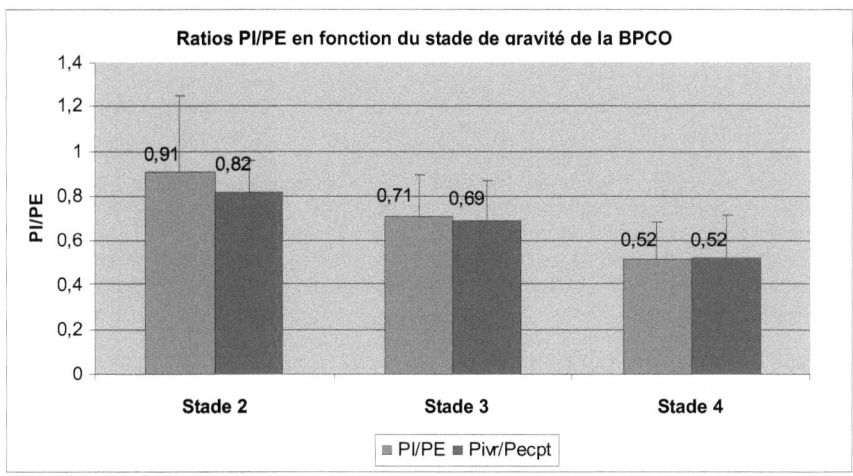

Figure 50 : Ratios PI/PE en fonction du stade de gravité de la BPCO

Le ratio PI/PE apparaît significativement corrélé avec le VEMS, exprimé en % par rapport à la norme (**Figure 51**).

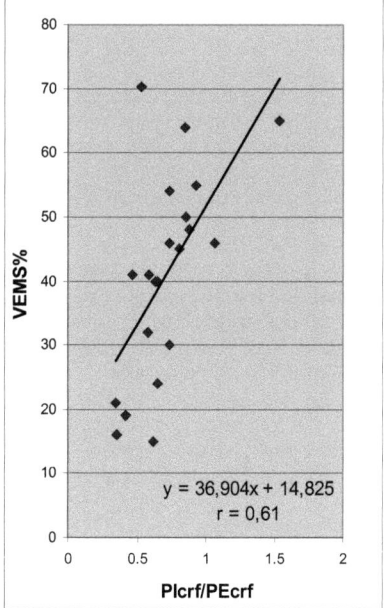

Figure 51 : Relation entre le VEMS et le ratio PI/PE

Discussion

L'évolution de la force respiratoire en fonction de la gravité de la BPCO n'a guère fait l'objet de publications ; les PI max et SNIP, mesurées à la bouche après stimulation phrénique ne permettant pas d'établir de conclusions (Kabitz et al., 2007; Terzano et al., 2008).

La SNIP, associée à la mesure des pressions inspiratoires statiques, (Fitting et al., 1996; Hughes et al., 1998; Steier et al., 2007; Uldry and Fitting, 1995) évalue plus précisément une éventuelle faiblesse inspiratoire. La mesure de la sniff évalue de manière reproductible (Miller et al., 1985) la force inspiratoire (Verin et al., 2001) et la fatigabilité du diaphragme (Esau et al., 1983). L'influence potentielle de la présence de mucosités et d'un éventuel encombrement broncho-pulmonaire sur les mesures de pressions doit cependant être soulignée (Pertuze et al., 1991).

L'étude des pressions inspiratoires et expiratoires statiques s'effectue à deux niveaux de volume (PIcrf et PIvr ; PE crf et PE cpt), car les mesures des pressions au VR et à la CPT apparaissent plus reproductibles chez le BPCO (Rochester, 1984).

L'augmentation de la CRF avec la sévérité de la BPCO pourrait modifier les mesures de pression : plus la BPCO apparaît évoluée, plus le diaphragme se situe dans une position biomécanique désavantageuse. La CPT augmente de 10 à 20% chez les BPCO ; la CRF et le VR augmentent jusqu'à VR = 75% de la CPT prédite (Rochester, 1984).

Il serait intéressant de pratiquer le test à un volume pulmonaire courant pour la musculature respiratoire ; au niveau de la CRF, la compliance pulmonaire et celle de la cage thoracique s'annulent ; en conséquence, les pressions mesurées à ce niveau expriment effectivement la tension développée par les muscles inspiratoires. La fréquence de décharge des motoneurones ne semble pas influencée par le niveau du volume (Bigland-Ritchie et al., 1992). Cependant, au niveau du VR, un plus grand nombre d'unités motrices seraient recrutées lors de la PI max (Zakynthinos et al., 1999). La mesure à des volumes extrêmes entraîne parfois des valeurs sous-maximales en raison de la survenue de douleurs (Troosters and Gosselin, 2005). L'éventuelle prédisposition au bronchospasme et la rigidité de la cage thoracique n'ont pas entraîné l'arrêt de la manœuvre.

Afin de limiter la fatigue de nos patients, nous avons fixé le nombre de répétitions à trois valeurs jugées acceptables (variations inférieures à 10%). Une minute de repos était accordée entre chaque essai (Neder et al., 1999). Certains auteurs recommandent 5 manœuvres (Troosters and Gosselin, 2005; Wen et al., 1997) pour évaluer les pressions et 3 manœuvres pour les mesures spirométriques (Wen et al., 1997). Nos patients réalisaient 10 manœuvres de SNIP pendant une minute selon un rythme libre. Aucune fatigue n'a été rapportée, ni objectivée à l'écran. Le feedback visuel améliore les performances et facilite les explications (Laporta and Grassino, 1985). Une récupération prolongée entre les répétitions de SNIP aurait peut-être amélioré les performances (Laporta and Grassino, 1985; Neder et al., 1999; Troosters and Gosselin, 2005). Une narine reste également libre afin que l'on puisse atteindre des valeurs maximales (Heritier et al., 1991).

L'embout labial moulé est plus fréquemment utilisé que l'embout cylindrique ; les sujets sont invités à serrer leurs lèvres, pour limiter les fuites et augmenter les performances et la reproductibilité de la mesure (Fiz et al., 1992).

Les PI statiques mesurées à la CRF sont plus faibles que les PI relevées au VR (Braun et al., 1982; Lausted et al., 2006). Les pressions mesurées à la CPT sont meilleures qu'à la CRF (Black and Hyatt, 1969; Braun et al., 1982; Lausted et al., 2006). Ces observations s'expliquent par la longueur optimale des abdominaux à la CPT (Epstein, 1994), justifiant un avantage mécanique par rapport à la CRF.

La longueur optimale des muscles expiratoires se situe plus au niveau de la CPT que de la CRF ; de même, la longueur optimale du diaphragme se situe plus au niveau du VR que de la CRF, certains auteurs obtenant les meilleurs résultats à 40/50% de la CPT pour la PI max (Black and Hyatt, 1969). Les forces de rétraction élastique du poumon et la compliance thoracique avantagent également les performances aux volumes extrêmes (Black and Hyatt, 1969).

Les mesures de SNIP%, de PIcrf% et de PIvr% démontrent la réduction des pressions chez le BPCO ; plus l'atteinte est sévère, plus l'écart par rapport à la norme s'avère élevé. Similowski et al. (1991) avaient déjà décrit une diminution de la force respiratoire à tous les volumes et de la SNIP chez les BPCO (Orozco-Levi, 2003). La réduction des PI apparaît proportionnelle à l'évolution de la maladie (Terzano et al., 2008).

L'atteinte des muscles inspiratoires semble relativement précoce (PIcrf%=84% et PIvr=86% de la norme au stade 2) et progressive au décours de la BPCO (Kabitz et al., 2007; Terzano et al., 2008). Divers facteurs extrinsèques et intrinsèques influencent la force maximale du diaphragme et des muscles inspiratoires accessoires.

Les facteurs extrinsèques concernent principalement la conformation variable de la cage thoracique (modifiant la longueur et l'orientation du diaphragme), la coordination, la malnutrition, la corticothérapie et l'augmentation des résistances à l'écoulement de l'air (Kabitz et al., 2007; Terzano et al., 2008).

L'hyperinflation thoracique influence majoritairement les variations de pression. Cette déformation réduit la surface d'apposition du diaphragme, en augmentant son rayon de courbure et en modifiant sa longueur initiale (Orozco-Levi, 2003), biomécaniquement désavantageuse (Orozco-Levi, 2003; Similowski et al., 1991), notamment en modifiant l'axe des fibres musculaires crurales et costales du diaphragme (Orozco-Levi, 2003). Ce changement d'apposition provoque trois changements diaphragmatiques majeurs : au niveau de l'action de piston axial du dôme du diaphragme, et de l'action d'apposition qui permet l'expansion des côtes basses. D'après la loi de Laplace (pression=tension/ rayon de courbure) (Epstein, 1994), l'efficacité mécanique des autres muscles inspiratoires se modifie également (Orozco-Levi, 2003). Lorsque la relation tension-longueur se modifie, la force et l'endurance du BPCO sont également affectées (Rochester, 1985).

La cage thoracique des BPCO n'apparaît pas significativement différente de celle des sujets normaux pour le même volume calculé en fonction de la CV (Walsh et al., 1992). L'adaptation du diaphragme à sa nouvelle longueur lui permet de conserver sa force initiale à tous les volumes (Epstein, 1994) ; l'hyperinflation n'influencerait pas la relation tension/longueur du diaphragme (Rochester, 1984). Pour des volumes pulmonaires égaux, la PI max des BPCO au VR serait identique à celle des sujets sains (Black and Hyatt, 1969; Heijdra et al., 1994; Kabitz et al., 2007) sauf pour les patients qui présentent une faiblesse musculaire expiratoire (Rochester, 1984), traduisant une faiblesse musculaire globale.

D'autres facteurs expliquent la diminution de la PI max. La coordination des muscles respiratoires apparaît insuffisante chez le BPCO (Epstein, 1994; Green et al., 2002) : la contraction simultanée des inspirateurs et des expirateurs provoquerait une distorsion anormale de la cage thoracique, entraînant une dépense énergétique préjudiciable à une ventilation efficace (Epstein, 1994) ; cette coordination insuffisante augmenterait avec le niveau d'activité respiratoire (Epstein, 1994). Ces observations ont été réalisées dans des conditions dynamiques : une activation maximale des muscles inspiratoires, même statique, pourrait produire le même phénomène.

La malnutrition exerce divers effets délétères sur les muscles respiratoires (Rochester, 1984). La relation négative entre le BMI et la force inspiratoire peut réduire la PI max (Heijdra et al., 1994). Les patients BPCO présentant une insuffisance nutritionnelle se caractérisent par une réduction de leur masse musculaire (Orozco-Levi, 2003).

La perte de force des muscles périphériques de nos patients semble minime ; ils présentent des B.M.I relativement semblables et ce pour des degrés différents de sévérité comme rapporté dans une précédente étude (Troosters and Gosselin, 2005).

Les glucocorticoïdes provoquent une faiblesse et une atrophie musculaire, dénommée myopathie corticoinduite (Polla et al., 2004). Cette atteinte musculaire pourrait s'avérer suffisante pour réduire l'activité motrice et la performance ventilatoire (Polla et al., 2004). Tous les patients de cette étude avaient bénéficié antérieurement d'une corticothérapie (posologies variables), notamment lors d'exacerbations. Cependant, il s'avère impossible de quantifier la dose cumulative individuelle de corticoïdes et donc hasardeux de tenter de corréler ces chiffres à nos mesures de pression.

Les facteurs intrinsèques principaux concernent les conséquences de l'hypoxie, elle-même liée à la proportion accrue de fibres lentes diaphragmatiques. Le stress oxydatif pourrait également provoquer des microlésions intramusculaires, susceptibles de réduire le développement de la force (Richardson, 1999).

75% des fibres musculaires diaphragmatiques présentent de bonnes voire d'excellentes capacités oxydatives d'endurance (Rochester, 1985). La BPCO se caractérise par une hypoxie chronique, partiellement compensée par une augmentation du travail respiratoire. L'hypoxie chronique peut sévèrement altérer les fibres musculaires (Polla et al., 2004) et participer à une transformation modérée des fibres 2 vers 1 (Polla et al., 2004). Ce phénomène s'expliquerait par une atrophie sélective des fibres rapides (Polla et al., 2004).

L'atrophie des fibres lentes (de type 1) provoque une perte d'endurance musculaire tandis que l'atrophie des fibres rapides (de type 2A et 2B) entraîne une perte de force (Epstein, 1994). Lors d'un effort bref et intense, les fibres rapides (2A et 2B), préférentiellement sollicitées, fournissent l'essentiel de l'énergie contractile. Cette augmentation de la proportion des fibres de type 1 s'accompagne d'une réduction de leur surface de section, et une tendance à cette même diminution pour les fibres de type 2 (Orozco-Levi, 2003), entraînant une augmentation compensatoire de la densité mitochondriale et une augmentation des capacités oxydatives mitochondriales de tous les types de fibres (Orozco-Levi, 2003). Le diaphragme, afin de s'adapter à l'hypoxie, augmenterait ses compétences oxydatives, et ce au détriment de sa capacité à développer une force importante (Orozco-Levi, 2003).

Tous ces phénomènes, complexes et interdépendants, expliquent la perte progressive de la force inspiratoire avec l'évolution et la sévérité de la maladie (Kabitz et al., 2007; Terzano et al., 2008). La réduction des pressions inspiratoires, directement corrélée avec la sévérité de la BPCO, pourrait apprécier l'impact global de ces phénomènes. Cette mesure devrait participer à la quantification de sa sévérité (Kabitz et al., 2007).

Une diminution des pressions expiratoires a été également décrite chez les BPCO (Rochester, 1984). Dans notre étude, la PE (crf)% et la PE (cpt)% augmentent avec la gravité de la maladie. Les abdominaux transverses (expirateurs) peuvent être activés même au repos (Epstein, 1994) et ce proportionnellement à la sévérité de l'affection. Ils peuvent améliorer l'inspiration en diminuant le volume pulmonaire à la fin de l'expiration ; les forces pulmonaires élastiques faciliteront alors l'inspiration suivante (Epstein, 1994). A l'inverse, le sujet sain expire activement lors d'une activité physique intense (Fuller et al., 1996). Certains BPCO, appelés « pink-puffer » (expiration lèvres pincées) augmentent la résistance à la sortie de l'air, ce qui accroît le travail expiratoire. Une telle sollicitation pourrait renforcer les muscles expiratoires et augmenter les PE crf% et PE cpt%, en fonction de la progression de la maladie (Epstein, 1994).

Nous relevons une diminution des ratios (PIcrf/PEcrf et PIvr/PEcpt) : la progression de la BPCO semble liée à une diminution de la force maximale inspiratoire et une augmentation de la force des expirateurs, bien qu'elle soit toujours inférieure à la norme. La diminution des deux ratios apparaît liée à la gravité de la maladie. Une diminution de plus en plus importante des pressions expiratoires est relevée avec la progression de la maladie (Terzano et al., 2008). La fonte musculaire générale progressive entraînerait une réduction de la force des abdominaux, réduisant l'efficacité des efforts de toux en même temps que la PE max. Seul le BMI apparaît faiblement corrélé aux pressions inspiratoires (PIcrf% ; PIvr%) et significativement corrélé au pressions expiratoires (PEcrf% et PEcpt%). Plus le B.M.I est faible, plus le patient est dénutri ; cet indice ne constitue cependant pas un indicateur suffisant de l'état nutritionnel. La mesure de la masse maigre se serait révélée plus judicieuse, car elle reflète mieux la masse musculaire réelle. La force des muscles respiratoires apparaît étroitement associée à la masse maigre des sujets sains (Nishimura et al., 1995).

Le VEMS, la CVF et le DEP apprécient la gravité de la BPCO. Ils sont calculés à partir d'une expiration forcée et dépendent de la résistance des voies aériennes, des volumes pulmonaires efficaces, de la force des muscles expiratoires et des compliances thoracique et pulmonaire principalement. Une corrélation entre la perte de force respiratoire et la CVF, lors de l'exposition en altitude, a été décrite chez le sujet sain (Deboeck et al., 2005).

Les PI rapportées à la norme (PI crf% et PIvr%) ne sont pas corrélées au VEMS%, ni à l'indice de Tiffeneau. Par contre, les mesures directes de PI (PIcrf et PIvr) semblent faiblement (NS) corrélées au VEMS (l) (respectivement p= 0,072 et p=0,063). Une relation entre la mesure de la PI max au volume résiduel (par mesure à la bouche et par stimulation phrénique respectivement) et le VEMS (l) est rapportée, sans comparaison entre les valeurs rapportées à la norme, approximation justifiée par le nombre restreint de patients (Kabitz et al., 2007; Terzano et al., 2008). L'indice de Tiffeneau ne semble corrélé à aucune mesure de PI (Kabitz et al., 2007). Les pressions respiratoires seules ne peuvent déterminer le caractère obstructif ou restrictif de la pathologie, ce que l'indice de Tiffeneau permet de préciser.

Dans notre étude, la SNIP n'est corrélée avec aucun paramètre. Une relation entre la SNIP et le VEMS (l), ainsi qu'avec l'indice de Tiffeneau ont pourtant été décrites (Kabitz et al., 2007). La SNIP reflète la force inspiratoire de façon plus pertinente que la PI max (Gandevia et al., 1992; Uldry and Fitting, 1995), mais notre échantillon limité et l'utilisation d'un embout siliconé rendent la manœuvre moins fiable (Miller et al., 2005).

L'évolution des PE dans la BPCO a été évaluée : une relation positive entre la PE (cpt) (en cm H_2O) et le VEMS (l/s), la CVF (l) et le DEP (l/s) a été rapportée (Terzano et al., 2008), ce qui paraît cohérent car l'effort expiratoire s'avère important lors de ces manœuvres. Dans notre étude, les PE sont uniquement corrélées à l'indice de Tiffeneau. Les PE% rapportées à la norme sont corrélées au VEMS% et à l'indice de Tiffeneau.

L'étude des ratios PI/PE semble particulièrement intéressante en raison de l'évolution opposée des deux pressions (augmentation des PE et diminution des PI en fonction de la gravité). Contrairement aux PI, à la SNIP et aux PE, les ratios sont significativement corrélés à tous les paramètres spirométriques, suggérant que toute diminution de la force relative des inspirateurs (PI) par rapport aux expirateurs (PE) évolue parallèlement aux valeurs spirométriques, ce qui pourrait permettre d'apprécier la gravité de la BPCO.

Les mesures spirométriques précisent certes la sévérité de l'atteinte respiratoire, mais elles n'évaluent pas les capacités physiques et la tolérance à l'effort du patient. La condition physique s'apprécie par une épreuve de 6 minutes de marche, la VO_2 max et la force des muscles périphériques. Il n'existe à l'heure actuelle aucun questionnaire validé permettant d'apprécier correctement l'activité physique des BPCO (Varray, 2005). Le questionnaire anglophone de Baecke semble intéressant et aurait mérité d'être développé ici (Baecke et al., 1982).

Nos résultats suggèrent que la PI(crf), la PI(crf)% et la PI(vr) sont corrélées à la distance de marche. Une relation existe entre le test de marche de 6 minutes et la PI ainsi que la SNIP. Une étude utilise cependant la stimulation diaphragmatique pour mesurer les pressions narinaires produites (Fuller et al., 1996). La marche nécessite coordination et volonté, réduisant la fiabilité du test ; par contre, la mesure de VO_2 max s'avère plus objective. Les PI et SNIP de nos patients sont significativement corrélées à leur VO_2max. Chez le BPCO, la dyspnée est le facteur limitant l'effort ; or, l'absorption de l'oxygène pulmonaire restant stable (en l'absence de collapsus), c'est principalement l'endurance des muscles inspiratoires qui limitera la VO_2max (Kabitz et al., 2007). Il aurait été intéressant d'apprécier spécifiquement l'endurance des muscles inspiratoires et de la comparer à la VO_2max.

Les PE ne sont pas corrélées à la distance de marche de 6 minutes ni à la VO_2max. Par contre, les ratios PI/PE sont significativement corrélés à la VO_2max, suggérant que, outre leur rôle d'indicateur de la fonction respiratoire, ces ratios diminueraient parallèlement à la capacité physique du sujet. Chez le BPCO, l'appareil respiratoire limite régulièrement l'effort : en conséquence, le renforcement spécifique de ces muscles pourrait augmenter la capacité physique du patient. L'effet d'un tel entraînement respiratoire demeure controversé : certains auteurs n'observent aucun effet (Dekhuijzen et al., 1993; Larson et al., 1988) sur la VO_2max ; d'autres signalent une diminution de la sensation de dyspnée et une augmentation des capacités à l'effort (Harver et al., 1989). Ce fait s'explique par la nature des muscles respiratoires. Chez le sujet sain, les muscles respiratoires imposent rarement l'arrêt de l'effort. Le sujet n'utilise qu'une partie de ses capacités. Après renforcement, les muscles récupéreront plus rapidement. Chez le BPCO, les muscles respiratoires sont sollicités en permanence: les renforcer les fatiguerait encore plus (Delguste, 2001) sans récupération possible. La gravité de la maladie pourrait donc influencer l'effet de l'entraînement. Il serait intéressant d'apprécier le renforcement régulier des muscles respiratoires chez des BPCO de différents stades. Les répercussions sur la capacité physique de ces patients pourraient préciser le seuil où un éventuel renforcement deviendrait néfaste. Dans tous les cas, il paraît important de planifier individuellement le travail spécifique grâce à des évaluations régulières.

Les pressions respiratoires sont comparées à la force des muscles périphériques [moment de force du quadriceps (exprimée en N.m) et force de préhension manuelle (exprimée en Kg force)]. Seules les pressions expiratoires apparaissent significativement corrélées à la force des muscles périphériques. La fonte musculaire globale toucherait de manière homogène les muscles périphériques et expiratoires, ce qui pourrait expliquer cette observation (Rochester, 1984).

Le nombre de patients BPCO de notre étude apparaît trop limité que pour établir des conclusions définitives. Cette discussion souligne essentiellement quelques tendances globales. Aucun effet secondaire néfaste suite à l'évaluation de la force des muscles respiratoires n'a été répertorié ; en effet, la mesure de la PI (VR) aurait pu entraîner un collapsus bronchique, surtout chez les asthmatiques (Hayot et al., 2002).

Etude 7 :
Revalidation pulmonaire et force des muscles respiratoires du patient BPCO

Population

16 sujets masculins BPCO (8 de stade 2 et 8 de stade 3), âgés de 51 à 77 ans, ont participé à cette étude. Leurs caractéristiques biométriques sont présentées dans le **Tableau 36**. Tous ces patients bénéficiaient d'une revalidation pulmonaire régulière (3 séances hebdomadaires de 3h) : parmi ces 16 sujets, 13 ont pu être évalués à 3 mois et les 3 autres ont abandonné après 6 semaines.

Tableau 36 : Caractéristiques biométriques des patients BPCO

	Hommes (n=16) (moy ± ET)
Age (années)	66 ± 6,88
Taille (cm)	174 ± 4,96
Poids (kg)	86,1 ± 17,25
B.M.I.	28,6 ± 6,31

Tableau 37 : Nombre de séances de revalidation pulmonaire

	N^{bre} théorique de séances à 6 semaines	N^{bre} réel de séances à 6 semaines (moy ± ET)	N^{bre} théorique de séances à 3 mois	N^{bre} réel de séances à 3 mois (moy ± ET)
Sujets 6 semaines (n= 16)	18	15 ± 2	37	-
Sujets 3 mois (n=13)	18	16 ± 2	37	32 ± 2

Les sujets ont été absents en moyenne 2 à 3 séances pendant les 6 premières semaines et en moyenne 5 pendant les 3 mois de la revalidation pulmonaire (**Tableau 37**).

Tableau 38 : Mesures spirométriques initiales (valeurs brutes et pourcentuelles)

	CVF (L) (moy ± ET)	CVF% norme (moy ± ET)	VEMs (L) (moy ± ET)	VEMs% norme (moy ± ET)	DEP (L/s) (moy ± ET)	DEP% norme (moy ± ET)
BPCO stade 2 n=8	3,04 ± 1,03	82 ± 7	1,69 ± 0,51	59 ± 9	4,50 ± 1,86	60 ± 9
BPCO stade 3 n=8	2,51 ± 0,40	67 ± 3*	1,13 ± 0,24	38 ± 2*	3,58 ± 1,29	46 ± 5

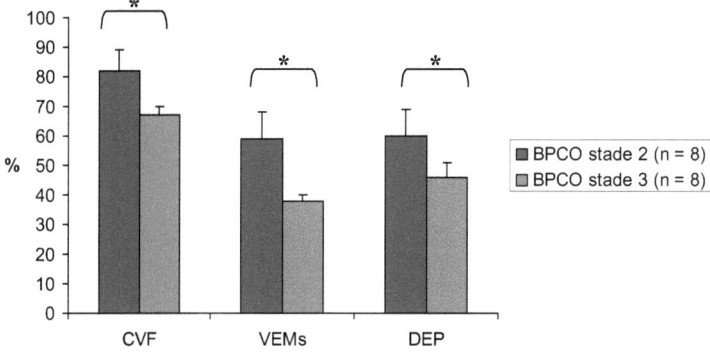

Figure 52 : Valeurs spirométriques exprimées par rapport aux normes en fonction des deux stades de BPCO

Le VEMS (%) des BPCO de stade 2 et de stade 3 correspond en moyenne respectivement à 59% et à 38% de la norme prédite pour le stade 3, confirmant les stades de GOLD (VEMS et l'indice de Tiffeneau) pour établir la gravité de la BPCO.

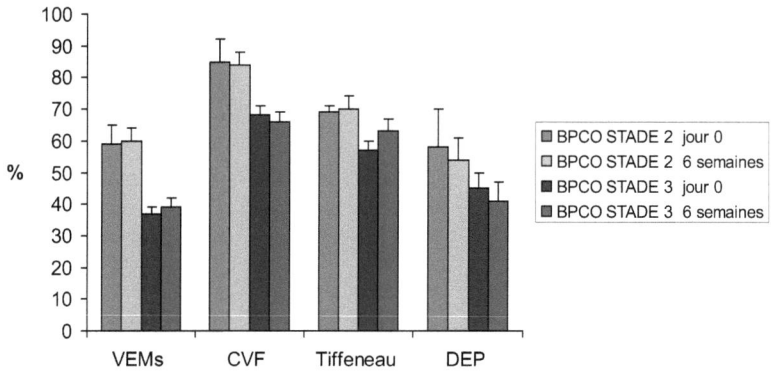

Figure 53 : Evolution des valeurs spirométriques pourcentuelles (moyenne ± ET) par rapport à la norme prédite en fonction des stades de BPCO (0 à 6 semaines)

Les valeurs spirométriques restent stables lors de la revalidation pulmonaire (p>0,05). Le DEP diminue légèrement (p>0,05). L'indice de Tiffeneau (VEMS/CVF) au jour 0 atteint respectivement 69% chez les BPCO de stade 2 et 59% chez les BPCO de stade 3.

Tableau 39 : Valeurs spirométriques pourcentuelles par rapport à la norme prédite chez les patients BPCO (0 à 3 mois)

	BPCO STADE 2 (n=5)			BPCO STADE 3 (n=8)		
	jour 0	6 sem	3 mois	jour 0	6 sem	3 mois
VEMs% norme (moy ± ET)	59 ± 6	60 ± 4	55 ± 4	37 ± 2*	39 ± 3*	42 ± 2*
CVF% norme (moy ± ET)	85 ± 7	84 ± 4	83 ± 4	68 ± 3*	66 ± 3*	69 ± 3*
Tiffeneau (moy ± ET)	69 ± 2	70 ± 4	69 ± 3	57 ± 3*	63 ± 4*	63 ± 3*
DEP% norme (moy ± ET)	58 ± 12	54 ± 7	52 ± 7	45 ± 5*	41 ± 6*	43 ± 5*

Aucune différence significative n'est notée entre le test au jour 0, à 6 semaines et à 3 mois concernant les paramètres spirométriques d'un même groupe. Par contre, chaque paramètre est significativement différent entre le groupe stade 2 et le groupe stade 3 et ce, pour les trois épreuves (J0, 6 semaines et 3 mois).

Les valeurs spirométriques restent stables chez les BPCO de stade 3 après 3 mois de revalidation pulmonaire (p>0,05) (**Figure 54**).

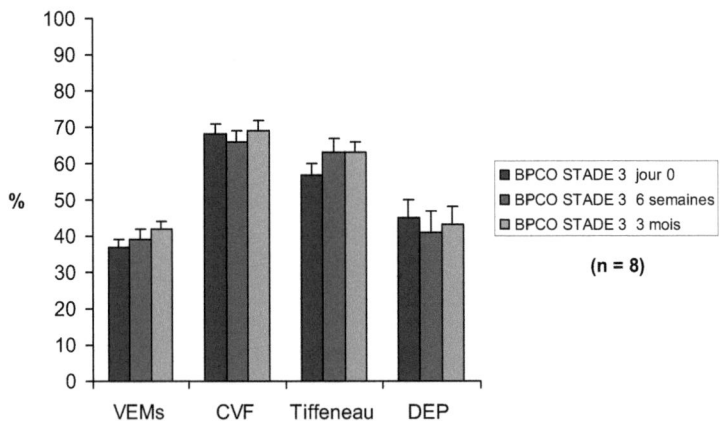

Figure 54 : Evolution des valeurs spirométriques pourcentuelles (moyenne ± ET) par rapport à la norme prédite chez les patients BPCO de stade 3 (0 à 3 mois)

Tableau 40 : Mesures initiales moyennes et pourcentuelles par rapport aux normes des valeurs des pressions inspiratoires, expiratoires maximales et de la SNIP

	PI VR (cmH_2O) (moy ± ET)	PI VR% norme (moy ± ET)	PE CPT (cmH_2O) (moy ± et)	PE CPT% norme (moy ± ET)	SNIP (cmH_2O) (moy ± ET)	SNIP% norme (moy ± ET)
BPCO n=16	63,5 ± 21,2	63 ± 5	89,7 ± 27,1	68 ± 7	48,9 ± 12,4	51 ± 3

Evolution des différentes pressions maximales respiratoires

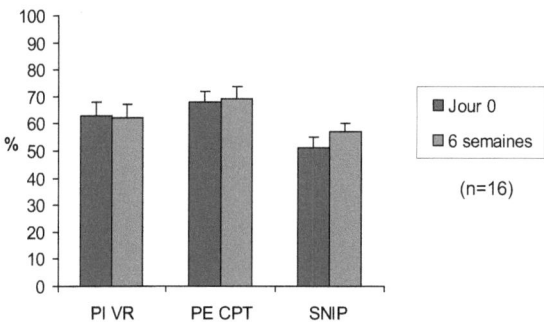

Figure 55 : Valeurs pourcentuelles (moyennes par rapport aux normes des pressions mesurées entre le jour 0 et après 6 semaines de revalidation pulmonaire) (n=16)

Nous n'avons relevé aucune augmentation significative (p>0.05) des valeurs pourcentuelles par rapport aux normes des pressions inspiratoires et expiratoires et ce, après les 6 semaines de revalidation pulmonaire.

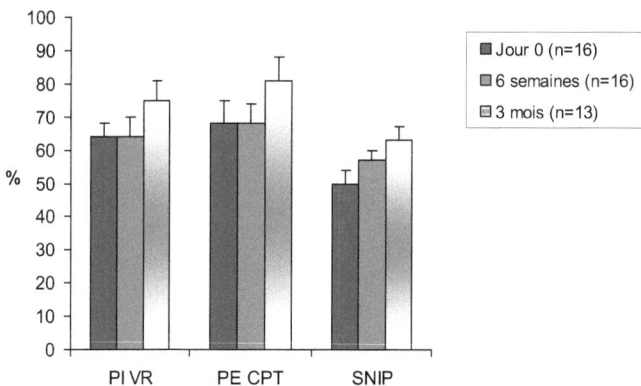

Figure 56 : Valeurs pourcentuelles (moyennes ± ET par rapport aux normes des pressions) mesurées après 0, 6 semaines (n=16) et 3 mois (n=13) de revalidation pulmonaire

Les PI max augmentent après 3 mois de revalidation pulmonaire (p=0,0063) ; l'évolution positive devenant significative entre 6 semaines et 3 mois (p=0,018).

Les PE max augmentent également après 3 mois de revalidation (p=0,0036) ; p=0,018 entre 6 semaines et 3 mois.

La SNIP augmente significativement après 3 mois de revalidation pulmonaire (p=0,008) ; l'évolution entre 0 et 6 semaines et entre 6 semaines et 3 mois apparait non significative (p=0,134 et p=0,096 respectivement).

Les PI VR % augmentent de 11% par rapport à la norme prédite entre 6 semaines et 3 mois, ainsi que pour la PE CPT max (13%). Les améliorations pourcentuelles de la SNIP par rapport à la norme prédite atteignent 7% entre 0 et 6 semaines de revalidation pulmonaire et de 13% entre 0 et 3 mois. Les bénéfices semblent plus importants chez les BPCO de stade 2 au niveau des PE max et des PI max (**Figures 46 et 47**).

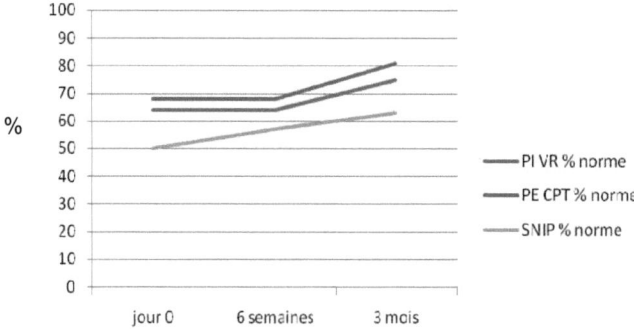

Figure 57 : Evolution des pressions respiratoires maximales exprimées en% de la valeur prédite (n=13)

Les gains de la SNIP sont significativement corrélés aux gains de la PI max entre 0 et 3 mois de revalidation pulmonaire (p<0.05) (**Tableau 41 et Figure 58**).

Tableau 41 : Corrélations entre les gains pourcentuels par rapport aux normes au niveau des différentes pressions respiratoires mesurées

	gain PI max VR% norme • gain PE max CPT% norme	gain SNIP max% norme • gain PI max VR% norme	gain PE max CPT% norme • gain SNIP max% norme
Coeff. de corrélation (p-value)	0,642	0,021*	0,848

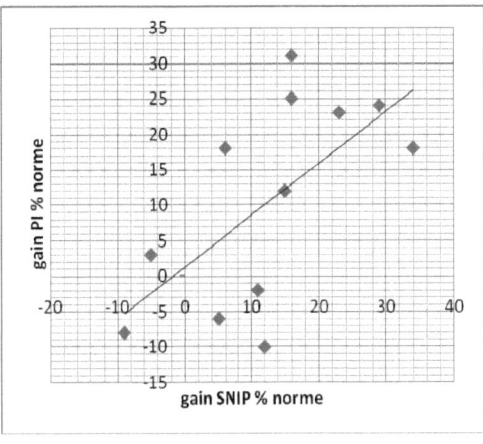

Figure 58 : Relation entre le gain pourcentuel de PI max et le gain pourcentuel de SNIP entre 0 et 3 mois de revalidation pulmonaire (p=0.021*)

Aucune valeur spirométrique n'apparaît corrélée avec les améliorations pourcentuelles par rapport à la norme. La spirométrie initiale ne semble pas influencer les améliorations de pressions respiratoires (**Tableau 42**).

Tableau 42 : Etude corrélative entre les améliorations pourcentuelles par rapport aux normes au niveau des différentes pressions mesurées et les mesures spirométriques (J0)

Valeur	VEMs mesuré	VEMs% norme	CVF mesuré	CVF% norme	DEP mesuré	DEP% norme	Tiffeneau
Gain PI max VR% norme (p-value)	0,559	0,274	0,573	0,295	0,581	0,506	0,351
Gain PE max CPT% norme (p-value)	0,475	0,908	0,739	0,938	0,544	0,682	0,847
Gain SNIP max% norme (p-value)	0,596	0,419	0,930	0,430	0,060	0,220	0,550

L'indice de Borg demeure relativement stable : la sensation de dyspnée à l'effort apparaît identique après 6 semaines et après 3 mois (**Figure 59**).

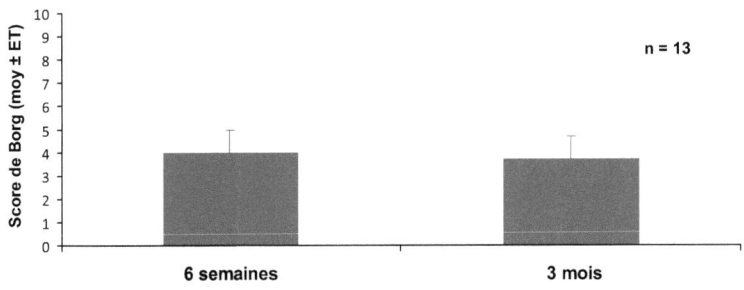

Figure 59 : Evolution de l'indice de Borg (moyenne ± ET) lors d'une séance de revalidation pulmonaire entre 6 semaines et 3 mois

Discussion

L'influence de la revalidation pulmonaire sur la force respiratoire demeure controversée (Decramer, 2009). L'efficacité de la revalidation pulmonaire chez les BPCO reste cependant bien établie : la tolérance à l'effort et la qualité de vie de ces patients augmentent effectivement (Lacasse et al., 2006).

Les valeurs spirométriques des nos patients BPCO de type 2 et de type 3 restent stables au cours de 3 mois de revalidation pulmonaire, comme le confirme une autre étude (Enright et al., 2006).

225 patients BPCO (21 BPCO de type 2, 79 de type 3 et 125 de type 4 selon GOLD) ont participé à un programme de revalidation pulmonaire ; ils ont tous bénéficié d'une spirométrie, d'une analyse des gaz sanguins artériels, d'un test de 6 minutes de marche, et d'une évaluation de la force des muscles respiratoires (PI max et PE max) avant et après 8 semaines de revalidation. Les valeurs spirométriques augmentent faiblement avec l'évolution de la BPCO, dans le décours de la revalidation (Takigawa et al., 2007).

Les PI max de départ correspondent en moyenne à 63% des valeurs prédites, les PE max à 68% et les SNIP à 51%. Les patients BPCO développent 60% de la force maximale à partir des fibres diaphragmatiques, le reste dépend de leur musculature inspiratoire accessoire (Levine et al., 1997).

Les études relatives à la faiblesse des muscles respiratoires chez les BPCO concernent principalement le diaphragme. Chez les BPCO, la diminution de la force diaphragmatique serait liée à des changements cellulaires et moléculaires précoces (Doucet et al., 2004; Moore et al., 2006; Ottenheijm et al., 2005; Ottenheijm et al., 2006), négativement corrélés avec la force respiratoire (Barreiro et al., 2005; Levine et al., 2003).

Au niveau cellulaire au cours de l'affection, une partie des fibres rapides de type 2B se transforment progressivement en fibres lentes oxydatives de type 1, le métabolisme devenant plus oxydatif (Doucet et al., 2004; Levine et al., 2002; Wijnhoven et al., 2006) ; concomitamment, l'activité enzymatique glycolytique (métabolisme énergétique des fibres de type 2) diminue (Sanchez et al., 1984).

Au niveau moléculaire, la force maximale d'une fibre musculaire dépend essentiellement de son contenu en myosine, principale protéine contractile (Ottenheijm et al., 2005). La diminution de la force diaphragmatique des BPCO est effectivement associée à la perte de myosine (Ottenheijm et al., 2005). Les forces développées par les BPCO sont plus faibles que celles de sujets sains. La sensibilité des récepteurs calciques intervenant dans la genèse de force diaphragmatique serait réduite (Ottenheijm et al., 2005). La réduction des protéines musculaires diaphragmatiques altère la force. L'atrophie s'expliquerait plutôt par un processus de protéolyse que par une diminution de la synthèse protéique (Jackman and Kandarian, 2004) ; de tels changements ne seraient pas observés au niveau des muscles respiratoires accessoires comme les intercostaux (Sauleda et al., 1998).

La PE max de nos BPCO apparaît supérieure aux valeurs de sujets sains, confirmant les travaux antérieurs (Troosters and Gosselin, 2005; Wilson et al., 1984). Ce phénomène s'expliquerait par l'effort expiratoire continu de la plupart de ces patients, maintenant une pression positive expiratoire grâce au pincement des lèvres.

Après 6 semaines de revalidation pulmonaire, les pressions respiratoires maximales restent stables ; la SNIP augmente de manière non significative.

Un entraînement inspiratoire intensif (8 semaines) chez des BPCO augmente leur PI max de 29%, sans cependant modifier leur capacité physique (Hill et al., 2006).

Une sollicitation insuffisante des muscles respiratoires lors du programme de revalidation pulmonaire et d'entraînement à domicile, ne permettrait pas d'augmenter la force de ces muscles.

L'augmentation des PI max pourrait simplement s'expliquer par un mode inspiratoire différent (Eastwood et al., 1998) ou un meilleur recrutement des unités motrices, en raison de la simple répétition des mouvements inspiratoires, et ce sans hypertrophie musculaire (Hill et al., 2006).

Les sujets âgés de plus de 60 ans améliorent difficilement leur force musculaire suite à un entraînement physique limité (entraînement supervisé 2 fois par semaine, pendant 3 mois ou marche régulière non-supervisée) (Cecchi et al., 2009). Chez les sujets sains, l'activité physique régulière améliore plus l'endurance que la force respiratoire. Ce concept pourrait également s'appliquer aux patients BPCO (Cecchi et al., 2009). 10 patients BPCO ont bénéficié d'un entraînement (6 semaines, 3 séances hebdomadaires (exercices sur ergo-cycle et sur tapis roulant) pendant 30 à 45 minutes) : les biopsies (quadriceps) ne révèlent que de faibles modifications au niveau de la composition des protéines contractiles (Laghi and Tobin, 2003).

Une étude récente confirme la fatigue musculaire générale des BPCO ; la revalidation pulmonaire améliorant principalement la qualité de vie de ces patients [(questionnaires St. George's et Chronic Respiratory (SGRQ, CRQ)] après 3 mois de revalidation ; les bénéfices perdurent encore un an après l'évaluation (Baltzan et al., 2011).

Les PI max augmentent en moyenne de 11% (64% à 75%) plus particulièrement entre 6 semaines et 3 mois. La revalidation pulmonaire, accompagnée d'un entraînement inspiratoire spécifique (utilisation de matériel comme le Threshold® (IMT = Inspiratory Muscles Training)) ont été étudiés : les pressions inspiratoires maximales s'améliorent, mais aucune étude n'a démontré la supériorité de la revalidation pulmonaire associée à l'IMT par rapport à la seule revalidation (Chen et al., 1985; Dekhuijzen et al., 1991) ; en conséquence, l'IMT complémentaire à la revalidation pulmonaire ne serait pas clairement justifié (Miller et al., 2005).

Chez les BPCO, un entraînement inspiratoire combiné à une revalidation pulmonaire, ainsi que la revalidation pulmonaire isolée pendant 6 mois sur la force et de la résistance à l'effort ont été étudiés (Weiner et al., 1992). Un premier groupe (n = 12) bénéficiait d'un entraînement inspiratoire (IMT) combiné à la revalidation pulmonaire, le deuxième groupe (n = 12) effectuait uniquement la revalidation pulmonaire et le dernier (n = 12) ne participait à aucun programme. Les deux premiers groupes augmentent leur force inspiratoire (PI max à VR) (51 ± 2,4 à 63 ± 3,1 cmH$_2$O) mais sans différence inter-groupes ; cependant, le premier groupe se caractérise par une meilleure tolérance à l'effort (appréciée par le test de 6 minutes de marche et ergocycle).

Les PE max augmentent en moyenne de 13% (68% à 81%) entre 0 et 3 mois et plus particulièrement entre 6 semaines et 3 mois.

L'entraînement expiratoire spécifique apparait bénéfique chez les BPCO. Un échantillon de 16 patients BPCO (8 entraînés versus 8 contrôles) a bénéficié d'un entraînement expiratoire pendant 5 semaines. Les patients soufflaient dans une valve avec une résistance expiratoire (correspondant à 50% de leur PE max) 30 fois, minimum 3 fois par semaine. Le groupe contrôle effectuait 5 semaines d'entraînement sans résistance. La PE max moyenne initiale du groupe placebo n'a démontré aucune évolution significative. La PE max moyenne initiale du groupe spécifique a augmenté d'environ 20 cm H_2O après 5 semaines d'entraînement. Ce programme d'entraînement améliore la force des muscles expiratoires et la capacité d'effort (6 minutes de marche, ergocycle, questionnaire St Georges) (Mota et al., 2007).

Un entraînement (3 mois) spécifique des seuls muscles respectivement expiratoires (ESME) ou inspiratoires (ESMI), et la combinaison des deux ont été comparés chez 32 patients BPCO (4 groupes de 8) (Weiner et al., 1992). Les entraînements correspondaient à 30 minutes d'exercice 6 fois par semaine. Une amélioration significative des PI max pour les groupes suivant un ESMI (48 ± 2,7 à 60 ± 3,3 cmH_2O) ou un entraînement combiné (42 ± 2,7 à 60 ± 3,3 cmH_2O), et une amélioration des PE max pour les groupes suivant un ESME (83 ± 4,7 à 100 ± 4,9 cmH_2O) ou un entraînement combiné (79 ± 4,4 à 105 ± 4,9 cmH_2O) a été observée. L'amélioration de la PE max apparait comparable à celle de notre étude. Le test de 6 minutes de marche et l'indice de dyspnée s'amélioraient de la même manière pour le groupe bénéficiant de l'ESMI et pour le groupe combiné ; le groupe bénéficiant d'un ESME, s'améliorant plus modérément.

Une autre étude apprécie chez 160 sujets sains (80 hommes et 80 femmes) âgés de 20 à 80 ans) les SNIP et le PI max (Uldry and Fitting, 1995). 107 sujets présentaient une SNIP supérieure à la PI max. La SNIP refléterait mieux les pressions inspiratoires que la PI max ; cependant, la SNIP et la PI max sont complémentaires et aussi utiles dans l'étude des pressions inspiratoires. La combinaison de ces deux tests réduit de 20% les erreurs de diagnostic de la faiblesse des muscles inspiratoires et ce par rapport à l'utilisation isolée des deux techniques (Steier et al., 2007). Une étude spécifique aux patients BPCO confirme ce principe: les PI max sont plus élevées que les SNIP (Uldry and Fitting, 1995). Les PI max de nos patients BPCO sont également plus élevées que les SNIP. La variabilité inter-études s'expliquerait par des différences méthodologiques et de populations (Vincken et al., 1987) ; par ailleurs, certains sujets n'ont pas eu l'impression de développer un effort maximal lors de la SNIP en raison de l'absence de résistance alors que lors de la mesure de la PI max, une résistance était offerte par le système d'occlusion.

Le BMI reste un paramètre important chez ce type de patient. Une étude reprend 65 patients BPCO âgés en moyenne de 63,4 ans (Salepci et al., 2007), séparés en deux groupes : le premier se compose de patients avec BMI inférieur à 21 et le second de patients avec un BMI compris entre 21 et 28. Les PI max et de PE max s'avèrent plus faibles dans le premier groupe. La PI max dans le premier groupe atteint en moyenne 63,24 ± 19,11 cmH_2O (59,17% de la norme prédite) et 70,94 ± 23,66 cmH_2O (65,53% de la norme prédite) dans le deuxième groupe. La PE max dans le premier groupe était en moyenne de 83,14 ± 19,13 cmH_2O (41,79% de la norme prédite) et de 104,89 ± 34,16 cmH_2O (51,58% de la norme prédite) dans le second groupe.

Les valeurs spirométriques de départ n'influencent pas les améliorations des PI max, des PE max et des SNIP. Les débits et volumes respiratoires, mesurés au début de la revalidation, ne représenteraient pas un indice permettant de prédire un éventuel gain de force respiratoire (Kabitz et al., 2007; Terzano et al., 2008).

La pénibilité de l'effort, appréciée par l'échelle de Borg, ne présente aucune évolution significative. Lors d'un exercice physique, l'indice de dyspnée apparaît peu représentatif chez les patients BPCO (Mador et al., 1995) et même chez le sujet sain (Suzuki et al., 1993). Aucune évolution significative de l'indice de Borg au cours des 5 semaines de revalidation n'a été observée dans notre étude.

Etude 8 :
Entraînement de la musculature inspiratoire chez le patient BPCO

Population

19 patients contrôle BPCO (8 de stade 2 et 11 de stade 3) et 14 patients BPCO entraînés (7 de stade 2 et 7 de stade 3, entraînement de 3 x 10 inspirations quotidiennes avec l'appareil Threshold®) bénéficient d'un suivi régulier pendant les 2 premiers mois de leur programme de revalidation pulmonaire.

Tableau 43 : Caractéristiques biométriques générales des deux groupes

	Groupe contrôle (moy ± ET) n=19	Groupe entraîné (moy ± ET) n=14	P-value
Age (année)	67,3 ± 7,8	60,9 ± 9,2	0,038*
Poids (kg)	71,1 ± 16,7	71,7 ± 16	0,9
Taille (cm)	167,5 ± 7,9	167,6 ± 8,7	0,97
BMI	25,2 ± 5,1	25,4 ± 4,9	0,89

Nos deux groupes de patients sont comparables en termes de poids, de taille et de BMI. Une différence significative est cependant notée concernant l'âge de nos sujets (le groupe contrôle est en moyenne plus âgé que le groupe entraîné).

Tableau 44 : Pressions respiratoires pré et post entraînement

n = 14	Groupe entraîné J0 (moy ± ET)	Groupe entraîné 8 semaines (moy ± ET)	P-value
SNIP %	53,8 ± 22,7	58,3 ± 18,2	0,18
PI max %	55,4 ± 28,8	59,6 ± 20,8	0,12
PE max %	61,4 ± 28,2	64,8 ± 29,6	0,37

Les pressions respiratoires (%) évoluent positivement avec l'entraînement mais cette évolution reste non-significative.

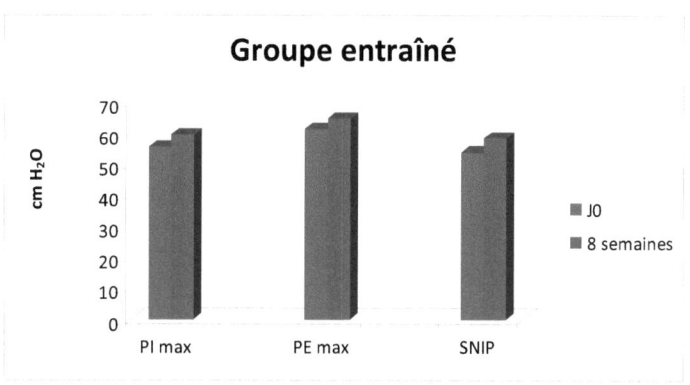

Figure 60 : Pressions (en cm H₂O) mesurées entre J0 et la 8ème semaine au sein du groupe entraîné

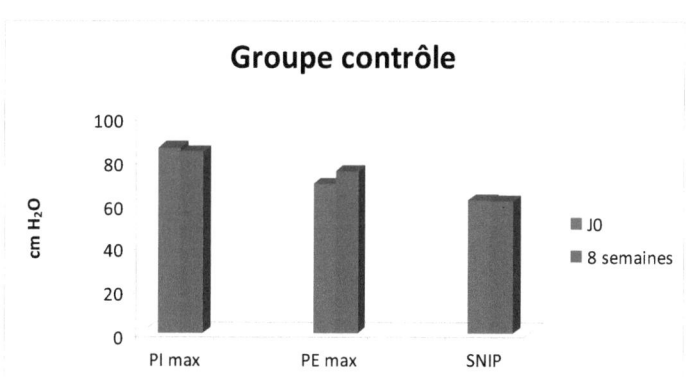

Figure 61 : Pressions (en cm H₂O) mesurées entre J0 et la 8ème semaine au sein du groupe contrôle

Au sein du groupe contrôle, les pressions inspiratoires diminuent légèrement après 8 semaines ; la PE max augmente légèrement. Ces modifications restent cependant non-significatives.

Tableau 45 : Echelle de Borg groupe entraîné

Groupe entraîné	J0 (moy ± ET)	8 semaines (moy ± ET)	p- value
Dyspnée (/10)	8,3 ± 0,7	6,8 ± 1,1	p = 0,01*

Une diminution significative de la sensation subjective de dyspnée (échelle de Borg modifiée) est observée après 8 semaines d'entraînement.

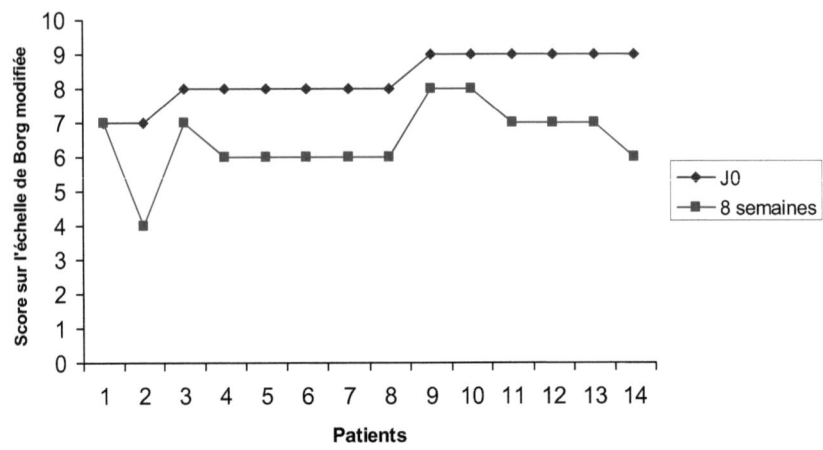

Figure 62 : Valeurs de la dyspnée à J0 et 8 semaines dans le groupe entraîné

Tableau 46 : Nombre de journées avec entraînement au Threshold® en fonction du stade BPCO (168 entraînements théoriques)

	Stade 2 n=7 (moy ± ET)	Stade 3 n=7 (moy ± ET)	Population totale n=14
Entraînement (n)	164,3 ± 6	163,8 ± 5,2	161,1 ± 12,1

Discussion

L'entraînement se déroule pendant 8 semaines (3 fois par jour, 10 répétitions lors de chaque série) ; un cahier est fourni à chaque patient. La résistance, ajustée chaque semaine, permet d'atteindre la valeur maximale de 40 cm H_2O. Un entraînement de 6 à 8 semaines s'avère nécessaire avant que le conditionnement inspiratoire n'exerce ses effets (O'Donnell et al., 2001) ; toutes les variables s'améliorent avec la poursuite de l'entraînement (Beckerman et al., 2005; Weiner et al., 2003).

Afin de se rapprocher d'une évaluation classique et de limiter la fatigue des patients, 3 répétitions avec une minute de repos ont été réalisées lors de la mesure des pressions. Cinq essais sont généralement recommandés (Hayot et al., 2002). L'embout labial moulé a été préféré à l'embout cylindrique même si celui-ci fournit régulièrement des valeurs plus élevées (Sturdy et al., 2003), notamment au niveau des pressions expiratoires. Les sujets devaient serrer les lèvres, ce qui limite les fuites, augmente les performances et leur reproductibilité (Fitting, 1998). Cependant, contrairement au Powerbreathe®, le Threshold®IMT n'utilise pas le même embout labial moulé, et ne reproduit donc pas exactement les conditions de l'évaluation. L'utilisation d'un embout cylindrique aurait peut-être amélioré les valeurs de PI et PE max.

L'entraînement respiratoire ne doit provoquer aucune complication ni effet secondaire. Certains sujets peuvent développer des contractures (trapèzes, SCM notamment), d'autres rapportent une sensation désagréable au niveau auriculaire ou de la gorge (Kellens et al., 2010). Les patients BPCO s'entraînent contre une résistance maximale de 40 cm H_2O, correspondant à environ 80% de leur PI max. Les patients n'ont éprouvé aucune difficulté lors de l'utilisation du Threshold® et n'ont rapporté aucune sensation désagréable lors de l'entraînement ou des tests, comme décrit précédemment (Sturdy et al., 2003).

La sensation de dyspnée présente la meilleure évolution ; en effet, entre la première évaluation et la seconde à 8 semaines, ce paramètre diminue de 18% dans le groupe entraîné. La revalidation pulmonaire, combinée à un entraînement pluri-quotidien des muscles inspiratoires au Threshold IMT®, diminue effectivement la sensation d'essoufflement. Un entraînement IMT (3 mois à raison de 30 minutes par jour) et 6 jours par semaine réduit la dyspnée (Heritier et al., 1991). Les améliorations après IMT restent cependant modestes : un renforcement intense apparaît limité par la dyspnée et la mécanique ventilatoire anormale. Des effets plus importants pourraient être observés si la dyspnée s'avérait plus modérée, confirmant l'effet de cercle vicieux. À un niveau fixé d'exercice, l'intensité de la dyspnée apparaît inversement liée à la force inspiratoire (Crisafulli et al., 2007). La tolérance des BPCO a été évaluée lors d'un protocole qui augmente les charges de renforcement : les pressions inspiratoires augmentent, et la sensation subjective de dyspnée diminue chez tous les patients (Mota et al., 2007; Shahin et al., 2008), participant à l'amélioration de leur qualité de vie. Renforcer les muscles respiratoires avec une charge légère réduit l'essoufflement et augmente effectivement la tolérance à l'effort (Wilson et al., 1984).

Après les 8 semaines d'entraînement avec le Threshold®, la PI max et de la PE max ne varient pas de manière significative : la première variation atteint 7% et la seconde 5,25% par rapport au pré-test. Ces évolutions expriment probablement le résultat combiné du renforcement des muscles respiratoires avec l'IMT et de la revalidation pulmonaire, confirmant d'autres travaux (Heritier et al., 1991; Pauwels et al., 2001; Rochester, 1984). Le mécanisme responsable du renforcement inspiratoire dans les suites d'un entraînement IMT n'apparaît pas clairement. Les muscles inspiratoires de BPCO, particulièrement adaptés aux résistances des voies aériennes, ne pourraient exprimer une adaptation complémentaire en réponse au renforcement (Weiner et al., 2003). Néanmoins, une augmentation substantielle du pourcentage de fibres de type I (38%) et de la taille des fibres de type II (21%) a été observée après IMT (Weiner et al., 2003). Le Threshold IMT®, utilisé lors du réentraînement de BPCO, améliore l'endurance et la force inspiratoire (Green et al., 2002; Perez and Verin, 2005). L'entraînement inspiratoire a déjà démontré son utilité provoquant une amélioration de la force et de l'endurance des muscles inspiratoires (utilisation de minimum 30 min par jour, avec une charge augmentée progressivement jusque 30 à 60% de la PI max) (Gouilly, 2002). L'amélioration constatée confirme une précédente étude utilisant une résistance fixée à 45% de la PI max (Weiner et al., 2003). Il s'avère toujours difficile de corriger l'effet possible d'apprentissage et de motivation lors de la réalisation d'évaluations successives ; cet apprentissage exercerait une influence identique dans les divers groupes de patients.

L'importance des améliorations de pression serait influencée par l'intensité du renforcement. Les charges élevées (70 à 90% de la force maximale), difficiles à soutenir, seraient possibles après un entraînement par intervalles, améliorant plutôt l'endurance musculaire (Meurice and Godard, 2007; Perez and Verin, 2005).

Les muscles expiratoires sont régulièrement sollicités chez les BPCO au repos et pendant l'exercice, généralement à la fin de l'expiration (Weiner et al., 2003). Ces muscles sont progressivement recrutés pendant le bronchospasme, essentiels à la toux, elle-même indispensable au dégagement des voies aériennes. Le renforcement expiratoire spécifique ne modifierait pas la dyspnée après l'entraînement (Weiner et al., 2000), alors qu'un renforcement respiratoire général serait plus recherché lors de la revalidation. Les augmentations de la force musculaire expiratoire, de l'endurance et la distance de marche de six minutes sont plus élevées après EMT, sans modifier la sensation de dyspnée durant les activités quotidiennes (Weiner et al., 2000). La combinaison de l'EMT et de l'IMT ne semble pas améliorer l'aisance du BPCO lors d'exercices physiques (Weiner et al., 2003).

L'IMT améliorerait la sensation de dyspnée en augmentant la tolérance à l'effort et la fonction des muscles respiratoires chez des BPCO modérés à graves, ainsi qu'une augmentation de la proportion de mitochondries diaphragmatiques et de fibres musculaires résistantes à la fatigue (Levine et al., 1997; Orozco-Levi et al., 1999), sans variation de la PI max (Agostoni et al., 1966) ; de tels effets ne semblent pas se maintenir dans le temps (Hill et al., 2006).

IV. Conclusions générales

I. La force maximale des muscles squelettiques correspond à celle isométriquement développée à partir de la longueur optimale. La contraction musculaire respiratoire, principalement le diaphragme à l'inspiration et les abdominaux lors de l'expiration active entraîne des variations de pression intrathoracique (en fonction de la force développée), et de volume thoracique (en fonction du raccourcissement de ces muscles) ; l'efficacité de la ventilation reste essentielle lors d'un l'effort physique ou dans le cadre de pathologies respiratoires.

La pression transdiaphragmatique, suite à une stimulation phrénique bilatérale, plus particulièrement associée à une évaluation électromyographique, mesure précisément la force respiratoire ; cependant ces manœuvres invasives nécessitent un équipement approprié et des expérimentateurs avertis.

La force maximale des muscles respiratoires peut être évaluée par la mesure de la pression buccale lors d'un effort inspiratoire (PI max) ou expiratoire maximal (PE max) contre occlusion, ressemblant soit à une manœuvre de Müller (effort inspiratoire maximal), soit à une manœuvre de Valsalva (effort expiratoire maximal) de courte durée (quelques secondes). Le reniflement nasal maximal (sniff ou SNIP) correspond à la pression mesurée dans une narine fermée par une sonde pendant le reniflement maximal.

Les mesures de pressions buccales et nasales, suite à une manœuvre volontaire du sujet, sont simples et reproductibles, appréciant la force ventilatoire.

Le Macro 5000® délivre des données normalisées et reproductibles lors des manœuvres volontaires d'évaluation de la force des muscles respiratoires (SNIP, PI max et PE max).

II. La <u>fatigue</u> ventilatoire se traduit cliniquement, que le sujet soit sain ou pathologique, par l'incapacité de maintenir une ventilation correcte, entraînant une modification des gaz sanguins (hypercapnie, hypoxie). La mise au repos des muscles respiratoires devrait théoriquement permettre leur récupération, situation évidemment impossible...

La ventilation maximale minute (MMV, répétition rapide de mouvements respiratoires amples) a été initialement recommandée comme test plus spécifique de la faiblesse musculaire Des valeurs normales, disponibles pour diverses populations, permettent d'introduire cet examen dans le diagnostic de fatigue ventilatoire chez un patient. Cette épreuve n'est pas recommandée chez des patients présentant un risque de bronchospasme. Le test du reniflement maximal répété éprouve la musculature respiratoire tout en minimisant le risque de collapsus.

III. Des valeurs de référence établies dans notre laboratoire, ont permis la vérification préalable de l'influence de différents facteurs sur la force respiratoire. Les tests volontaires et non invasifs rendent leur réalisation simple, les patients ne rapportant aucune gêne, douleur ou aggravation de leurs symptômes durant les manœuvres. Le sexe, la taille, le poids et l'âge influencent les pressions inspiratoires et expiratoires ainsi que le reniflement maximal.

IV. <u>L'entraînement</u> des muscles respiratoires devrait réduire l'inconfort respiratoire lors de l'effort et améliorer la résistance des muscles respiratoires. La performance des muscles périphériques serait liée au retard d'apparition de la fatigue ventilatoire, qu'il s'agisse de la puissance ou de l'endurance. Lorsque les muscles respiratoires se fatiguent, le débit sanguin total est partiellement redistribué des muscles locomoteurs vers les muscles respiratoires, entrainant une fatigabilité accrue des muscles périphériques. Un entraînement spécifique des muscles respiratoires permettrait de réduire ce phénomène.

L'entraînement de la force respiratoire nécessite l'usage d'une résistance modulable à l'inspiration et/ ou à l'expiration. Plusieurs appareils permettent cet entraînement à des charges diverses, mais très peu spécifient le niveau effectif de la résistance.

Deux méthodes permettent actuellement d'entraîner la musculature respiratoire : un entraînement contre résistance (inspiration), comparable à un entraînement en force (Powerbreathe®), ou un entraînement en endurance (hyperventilation isocapnique), de type « d'endurance-force ».

Pour être efficace, des séries de 30 répétitions inspiratoires ou expiratoires seront réitérées au moins 2 fois/24h, à un niveau minimum de 60% de la PI ou de la PE max (déterminées préalablement). Ce type d'entraînement améliore la force après 4 semaines (objectivée par les mesures de pressions respiratoires). L'arrêt de l'entraînement entraîne une réduction progressive de la force respiratoire ; un entraînement régulier maintient les acquis.

Le Powerbreathe®, au terme de 8 semaines d'entraînement spécifique, améliore effectivement la force inspiratoire (augmentation de la PI max, de la SNIP et même de la PE max) chez le sujet sain et sportif.

Le reniflement maximal pendant soixante secondes objective une diminution de la fatigabilité musculaire bien que la perception de la pénibilité de l'effort (BORG) reste stable.

L'utilisation du Powerbreathe® chez les nageurs améliore également la performance (200m crawl) après 8 semaines et leur ventilation maximale minute (MMV), sans modifier les pressions respiratoires ou l'indice de Borg.

Le Powerbreathe® améliore la force respiratoire de sujets sains âgés entre 50 et 80 ans. Au terme des 6 semaines d'entraînement (85% de la PI max), les pressions inspiratoires et expiratoires augmentent ; la SNIP demeure stable. Les bénéfices obtenus sont spécifiques à la méthode d'entraînement utilisée. La fatigabilité musculaire (manœuvre de SNIP répétée) diminue, sans modifier l'indice de Borg.

V.

Le Macro 5000® permet d'apprécier, suite à une prise en charge, l'évolution de la force respiratoire chez des patients BPCO. La PI max, mesurée au niveau du VR, et la PE max, mesurée au niveau de la CPT, sont plus élevées que ces mêmes pressions mesurées à partir de la CRF.

La réduction de la force respiratoire évolue avec l'aggravation de l'état respiratoire du BPCO ; la PI max et la SNIP diminuent de façon linéaire ; par contre, la PE max augmente modérément, confirmant les résultats de la littérature.

La revalidation pulmonaire (trois mois) améliore la force respiratoire de patients BPCO, et ce quel que soit le stade de l'affection. La pénibilité de l'effort (Borg) ne se modifie pas.

L'utilisation concomitante du Threshold® IMT (8 semaines d'entraînement associé à des séances pluri-hebdomadaires de revalidation pulmonaire) chez les BPCO augmente le gain de force, tout en améliorant la sensation d'essoufflement.

Le calcul d'un ratio original PI/PE s'avère pertinent en raison de l'évolution particulière de ces pressions chez le BPCO (augmentation PE et diminution PI avec la sévérité de l'affection).

Les ratios sont corrélés aux paramètres spirométriques (VEMS, CVF, DEP, Tiffeneau), contrairement aux PI, à la SNIP et aux PE.

La diminution de la force relative des inspirateurs (PI) par rapport aux expirateurs (PE) représenterait un indicateur fidèle de la gravité de la BPCO.

Le ratio PI/PE apparaît corrélé à la VO_2max ; en plus d'être un bon indicateur de la fonction respiratoire, il diminuerait parallèlement à la capacité physique du sujet.

V. Bibliographie

Agostoni E, Mognoni P, Torri G, Miserocchi G. Forces deforming the rib cage. Respir Physiol. 1966 Dec;2(1):105-17.

Aitken ML, Franklin JL, Pierson DJ, Schoene RB. Influence of body size and gender on control of ventilation. J Appl Physiol. 1986 Jun;60(6):1894-9.

Aldrich TK, Spiro P. Maximal inspiratory pressure: does reproducibility indicate full effort? Thorax. 1995 Jan;50(1):40-3.

Alexander C. Diaphragm movements and the diagnosis of diaphragmatic paralysis. Clin Radiol. 1966 Jan;17(1):79-83.

Allen GM, Gandevia SC, McKenzie DK. Reliability of measurements of muscle strength and voluntary activation using twitch interpolation. Muscle Nerve. 1995 Jun;18(6):593-600.

Aznar-Lain S, Webster AL, Canete S, San Juan AF, Lopez Mojares LM, Perez M, Lucia A, Chicharro JL. Effects of inspiratory muscle training on exercise capacity and spontaneous physical activity in elderly subjects: a randomized controlled pilot trial. Int J Sports Med. 2007 Dec;28(12):1025-9.

Bach JR, Saporito LR. Criteria for extubation and tracheostomy tube removal for patients with ventilatory failure. A different approach to weaning. Chest. 1996 Dec;110(6):1566-71.

Baecke JA, Burema J, Frijters JE. A short questionnaire for the measurement of habitual physical activity in epidemiological studies. Am J Clin Nutr. 1982 Nov;36(5):936-42.

Baltzan MA, Scott AS, Wolkove N, Bailes S, Bernard S, Bourbeau J, Maltais F. Fatigue in COPD: Prevalence and effect on outcomes in pulmonary rehabilitation. Chron Respir Dis. 2011 Mar 23.

Barreiro E, de la Puente B, Minguella J, Corominas JM, Serrano S, Hussain SN, Gea J. Oxidative stress and respiratory muscle dysfunction in severe chronic obstructive pulmonary disease. Am J Respir Crit Care Med. 2005 May 15;171(10):1116-24.

Beckerman M, Magadle R, Weiner M, Weiner P. The effects of 1 year of specific inspiratory muscle training in patients with COPD. Chest. 2005 Nov;128(5):3177-82.

Bigland-Ritchie BR, Furbush FH, Gandevia SC, Thomas CK. Voluntary discharge frequencies of human motoneurons at different muscle lengths. Muscle Nerve. 1992 Feb;15(2):130-7.

Black LF, Hyatt RE. Maximal respiratory pressures: normal values and relationship to age and sex. Am Rev Respir Dis. 1969 May;99(5):696-702.

Borg G. Subjective effort and physical abilities. Scand J Rehabil Med Suppl. 1978;6:105-13.

Borg GA. Psychophysical bases of perceived exertion. Med Sci Sports Exerc. 1982;14(5):377-81.

Braun NM, Arora NS, Rochester DF. Force-length relationship of the normal human diaphragm. J Appl Physiol. 1982 Aug;53(2):405-12.

Bridger GP, Proctor DF. Maximum nasal inspiratory flow and nasal resistance. Ann Otol Rhinol Laryngol. 1970 Jun;79(3):481-8.

Burrows B, Lebowitz MD, Camilli AE, Knudson RJ. Longitudinal changes in forced expiratory volume in one second in adults. Methodologic considerations and findings in healthy nonsmokers. Am Rev Respir Dis. 1986 Jun;133(6):974-80.

Caine MP, McConnell AK. Development and evaluation of a pressure threshold inspiratory muscle trainer for use in the context of sports performance. Sports Engineering. 2000;3:149-59.

Cecchi F, Pasquini G, Chiti M, Molino Lova R, Enock E, Nofri G, Paperini A, Conti AA, Mannoni A, Macchi C. Physical activity and performance in older persons with musculoskeletal impairment: results of a pilot study with 9-month follow-up. Aging Clin Exp Res. 2009 Apr;21(2):122-8.

Chatham K, Baldwin J, Griffiths H, Summers L, Enright S. Inspiratory Muscle Training Improves Shuttle Run Performance in Healthy Subjects. Physiotherapy. 1999;85(12):676-83.

Chen H, Dukes R, Martin BJ. Inspiratory muscle training in patients with chronic obstructive pulmonary disease. Am Rev Respir Dis. 1985 Feb;131(2):251-5.

Chen HI, Kuo CS. Relationship between respiratory muscle function and age, sex, and other factors. J Appl Physiol. 1989 Feb;66(2):943-8.

Chetta A, Castagnaro A, Foresi A, Del Donno M, Pisi G, Malorgio R, Olivieri D. Assessment of breathlessness perception by Borg scale in asthmatic patients: reproducibility and applicability to different stimuli. J Asthma. 2003 May;40(3):323-9.

Chihara K, Kenyon CM, Macklem PT. Human rib cage distortability. J Appl Physiol. 1996 Jul;81(1):437-47.

Clanton TL, Diaz PT. Clinical assessment of the respiratory muscles. Phys Ther. 1995 Nov;75(11):983-95.

Cook CD, Mead J, Orzalesi MM. Static Volume-Pressure Characteristics of the Respiratory System during Maximal Efforts. J Appl Physiol. 1964 Sep;19:1016-22.

Crisafulli E, Costi S, Fabbri LM, Clini EM. Respiratory muscles training in COPD patients. Int J Chron Obstruct Pulmon Dis. 2007;2(1):19-25.

Dakin J, Kourteli E, Winter R, editors. Maîtriser les épreuves fonctionnelles respiratoires : de la théorie à la clinique. Paris: Elsevier-Masson; 2007.

De Troyer A, Legrand A, Gevenois PA, Wilson TA. Mechanical advantage of the human parasternal intercostal and triangularis sterni muscles. J Physiol. 1998 Dec 15;513 (Pt 3):915-25.

Deboeck G, Moraine JJ, Naeije R. Respiratory muscle strength may explain hypoxia-induced decrease in vital capacity. Med Sci Sports Exerc. 2005 May;37(5):754-8.

Decramer M. Response of the respiratory muscles to rehabilitation in COPD. J Appl Physiol. 2009 Sep;107(3):971-6.

Dekhuijzen PN, Folgering HT, van Herwaarden CL. Target-flow inspiratory muscle training during pulmonary rehabilitation in patients with COPD. Chest. 1991 Jan;99(1):128-33.

Dekhuijzen PN, van Herwaarden CL, Folgering HT. Controlled trial of respiratory muscle training in chronic airflow limitation. Thorax. 1993 Jan;48(1):96.

Delguste P. Peut-on entraîner les muscles respiratoires ? Ann Kinésithér. 2001;6:255-9.

Demoule A, Similowski T. [Assessment of respiratory muscle strength: 1998-2004 update]. Rev Mal Respir. 2004 Dec;21(6 Pt 1):1177-82.

Dockery DW, Ware JH, Ferris BG, Jr., Glicksberg DS, Fay ME, Spiro A, 3rd, Speizer FE. Distribution of forced expiratory volume in one second and forced vital capacity in healthy, white, adult never-smokers in six U.S. cities. Am Rev Respir Dis. 1985 Apr;131(4):511-20.

Doucet M, Debigare R, Joanisse DR, Cote C, Leblanc P, Gregoire J, Deslauriers J, Vaillancourt R, Maltais F. Adaptation of the diaphragm and the vastus lateralis in mild-to-moderate COPD. Eur Respir J. 2004 Dec;24(6):971-9.

Eakin EG, Resnikoff PM, Prewitt LM, Ries AL, Kaplan RM. Validation of a new dyspnea measure: the UCSD Shortness of Breath Questionnaire. University of California, San Diego. Chest. 1998 Mar;113(3):619-24.

Eastwood PR, Hillman DR, Morton AR, Finucane KE. The effects of learning on the ventilatory responses to inspiratory threshold loading. Am J Respir Crit Care Med. 1998 Oct;158(4):1190-6.

Edwards AM, Cooke CB. Oxygen uptake kinetics and maximal aerobic power are unaffected by inspiratory muscle training in healthy subjects where time to exhaustion is extended. Eur J Appl Physiol. 2004 Oct;93(1-2):139-44.

Eknoyan G. Adolphe Quetelet (1796-1874)--the average man and indices of obesity. Nephrol Dial Transplant. 2008 Jan;23(1):47-51.

Enright PL, Kronmal RA, Higgins M, Schenker M, Haponik EF. Spirometry reference values for women and men 65 to 85 years of age. Cardiovascular health study. Am Rev Respir Dis. 1993 Jan;147(1):125-33.

Enright S, Chatham K, Ionescu AA, Unnithan VB, Shale DJ. Inspiratory muscle training improves lung function and exercise capacity in adults with cystic fibrosis. Chest. 2004 Aug;126(2):405-11.

Enright SJ, Unnithan VB, Heward C, Withnall L, Davies DH. Effect of high-intensity inspiratory muscle training on lung volumes, diaphragm thickness, and exercise capacity in subjects who are healthy. Phys Ther. 2006 Mar;86(3):345-54.

Epstein SK. An overview of respiratory muscle function. Clin Chest Med. 1994 Dec;15(4):619-39.

Esau SA, Bye PT, Pardy RL. Changes in rate of relaxation of sniffs with diaphragmatic fatigue in humans. J Appl Physiol. 1983 Sep;55(3):731-5.

Evans JA, Whitelaw WA. The assessment of maximal respiratory mouth pressures in adults. Respir Care. 2009 Oct;54(10):1348-59.

Evans WJ. What is sarcopenia? J Gerontol A Biol Sci Med Sci. 1995 Nov;50 Spec No:5-8.

Fauroux B, Aubertin G. Measurement of maximal pressures and the sniff manoeuvre in children. Paediatr Respir Rev. 2007 Mar;8(1):90-3.

Fitting JW, Heritier F, Uldry C. [Evaluation of the inspiratory muscle strength using the nasal pressure of the sniff]. Rev Mal Respir. 1996 Oct;13(5):479-84.

Fitting JW. [Evaluation of respiratory muscles]. Schweiz Med Wochenschr. 1998 Aug 15;128(33):1212-6.

Fitting JW, Paillex R, Hirt L, Aebischer P, Schluep M. Sniff nasal pressure: a sensitive respiratory test to assess progression of amyotrophic lateral sclerosis. Ann Neurol. 1999 Dec;46(6):887-93.

Fitting JW. Sniff nasal inspiratory pressure: simple or too simple? Eur Respir J. 2006 May;27(5):881-3.

Fiz JA, Aguilar X, Carreres A, Barbany M, Formiguera X, Izquierdo J, Morera J. Postural variation of the maximum inspiratory and expiratory pressures in obese patients. Int J Obes. 1991 Oct;15(10):655-9.

Fiz JA, Carreres A, Rosell A, Montserrat JM, Ruiz J, Morera JM. Measurement of maximal expiratory pressure: effect of holding the lips. Thorax. 1992 Nov;47(11):961-3.

Fuller D, Sullivan J, Fregosi RF. Expiratory muscle endurance performance after exhaustive submaximal exercise. J Appl Physiol. 1996 May;80(5):1495-502.

Gandevia SC, McKenzie DK. Activation of the human diaphragm during maximal static efforts. J Physiol. 1985 Oct;367:45-56.

Gandevia SC, Gorman RB, McKenzie DK, Southon FC. Dynamic changes in human diaphragm length: maximal inspiratory and expulsive efforts studied with sequential radiography. J Physiol. 1992 Nov;457:167-76.

Gibson G, Whitelaw W, Siafakas N. Tests of overall respiratory function. Am J Respir Crit Care Med. 2002;166:521-7.

Goldstein RS. Pulmonary rehabilitation in chronic respiratory insufficiency. 3. Ventilatory muscle training. Thorax. 1993 Oct;48(10):1025-33.

Gouilly P. Muscles inspiratoires et pathologies obstructives. Congrès de la Société de Pneumologie de la Langue française: Société de Pneumologie de la Langue française; 2002.

Green M, Road J, Sieck GC, Similowski T. Tests of respiratory muscle strength. Am J Respir Crit Care Med. 2002;166:528-47.

Hart N, Sylvester K, Ward S, Cramer D, Moxham J, Polkey MI. Evaluation of an inspiratory muscle trainer in healthy humans. Respir Med. 2001 Jun;95(6):526-31.

Harver A, Mahler DA, Daubenspeck JA. Targeted inspiratory muscle training improves respiratory muscle function and reduces dyspnea in patients with chronic obstructive pulmonary disease. Ann Intern Med. 1989 Jul 15;111(2):117-24.

Hautmann H, Hefele S, Schotten K, Huber RM. Maximal inspiratory mouth pressures (PIMAX) in healthy subjects--what is the lower limit of normal? Respir Med. 2000 Jul;94(7):689-93.

Hayot M, Straus C, Similowski T. ATS/ERS Statement on respiratory muscle testing. Am J Respir Crit Care Med. 2002 Aug 15;166(4):518-624.

Hayot M, Matecki S. [Respiratory muscle fatigue: an update]. Rev Mal Respir. 2004 Sep;21(4 Pt 1):840-4.

Heijdra YF, Dekhuijzen PN, van Herwaarden CL, Folgering HT. Differences between sniff mouth pressures and static maximal inspiratory mouth pressures. Eur Respir J. 1993 Apr;6(4):541-6.

Heijdra YF, Dekhuijzen PN, van Herwaarden CL, Folgering HT. Effects of body position, hyperinflation, and blood gas tensions on maximal respiratory pressures in patients with chronic obstructive pulmonary disease. Thorax. 1994 May;49(5):453-8.

Heritier F, Perret C, Fitting JW. Esophageal and mouth pressure during sniffs with and without nasal occlusion. Respir Physiol. 1991 Dec;86(3):305-13.

Heritier F, Rahm F, Pasche P, Fitting JW. Sniff nasal inspiratory pressure. A noninvasive assessment of inspiratory muscle strength. Am J Respir Crit Care Med. 1994 Dec;150(6 Pt 1):1678-83.

Hill K, Jenkins SC, Philippe DL, Cecins N, Shepherd KL, Green DJ, Hillman DR, Eastwood PR. High-intensity inspiratory muscle training in COPD. Eur Respir J. 2006 Jun;27(6):1119-28.

Hoffstein V. Relationship between lung volume, maximal expiratory flow, forced expiratory volume in one second, and tracheal area in normal men and women. Am Rev Respir Dis. 1986 Nov;134(5):956-61.

Hughes PD, Polkey MI, Kyroussis D, Hamnegard CH, Moxham J, Green M. Measurement of sniff nasal and diaphragm twitch mouth pressure in patients. Thorax. 1998 Feb;53(2):96-100.

Jackman RW, Kandarian SC. The molecular basis of skeletal muscle atrophy. Am J Physiol Cell Physiol. 2004 Oct;287(4):C834-43.

Johnson BD, Aaron EA, Babcock MA, Dempsey JA. Respiratory muscle fatigue during exercise: implications for performance. Med Sci Sports Exerc. 1996 Sep;28(9):1129-37.

Kabitz HJ, Walterspacher S, Walker D, Windisch W. Inspiratory muscle strength in chronic obstructive pulmonary disease depending on disease severity. Clin Sci (Lond). 2007 Sep;113(5):243-9.

Kellens I, Crielaard JM, Demarest B. Evaluation de la force des muscles respiratoires chez le sujet sain. Kinesither Rev. 2010;101:28-35.

Kellens I, Cannizzaro F, Gouilly P, Crielaard JM. [Inspiratory muscles strength training in recreational athletes]. Rev Mal Respir. 2011 May;28(5):602-8.

Kilding AE, Brown S, McConnell AK. Inspiratory muscle training improves 100 and 200 m swimming performance. Eur J Appl Physiol. 2010 Feb;108(3):505-11.

Kim J, Sapienza CM. Implications of expiratory muscle strength training for rehabilitation of the elderly: Tutorial. J Rehabil Res Dev. 2005 Mar-Apr;42(2):211-24.

Klefbeck B, Hamrah Nedjad J. Effect of inspiratory muscle training in patients with multiple sclerosis. Arch Phys Med Rehabil. 2003 Jul;84(7):994-9.

Klusiewicz A, Borkowski L, Zdanowicz R, Boros P, Wesolowski S. The inspiratory muscle training in elite rowers. J Sports Med Phys Fitness. 2008 Sep;48(3):279-84.

Koulouris N, Mulvey DA, Laroche CM, Green M, Moxham J. Comparison of two different mouthpieces for the measurement of Pimax and Pemax in normal and weak subjects. Eur Respir J. 1988 Oct;1(9):863-7.

Kyroussis D, Mills G, Hamnegard CH, Wragg S, Road J, Green M, Moxham J. Inspiratory muscle relaxation rate assessed from sniff nasal pressure. Thorax. 1994 Nov;49(11):1127-33.

Lacasse Y, Goldstein R, Lasserson TJ, Martin S. Pulmonary rehabilitation for chronic obstructive pulmonary disease. Cochrane Database Syst Rev. 2006(4):CD003793.

Laghi F, Tobin MJ. Disorders of the respiratory muscles. Am J Respir Crit Care Med. 2003 Jul 1;168(1):10-48.

Laporta D, Grassino A. Assessment of transdiaphragmatic pressure in humans. J Appl Physiol. 1985 May;58(5):1469-76.

Laroche CM, Mier AK, Moxham J, Green M. The value of sniff esophageal pressures in the assessment of global inspiratory muscle strength. Am Rev Respir Dis. 1988 Sep;138(3):598-603.

Larson JL, Kim MJ, Sharp JT, Larson DA. Inspiratory muscle training with a pressure threshold breathing device in patients with chronic obstructive pulmonary disease. Am Rev Respir Dis. 1988 Sep;138(3):689-96.

Larsson L. Morphological and functional characteristics of the ageing skeletal muscle in man. A cross-sectional study. Acta Physiol Scand Suppl. 1978;457:1-36.

Laszlo G. Standardisation of lung function testing: helpful guidance from the ATS/ERS Task Force. Thorax. 2006 Sep;61(9):744-6.

Lausted CG, Johnson AT, Scott WH, Johnson MM, Coyne KM, Coursey DC. Maximum static inspiratory and expiratory pressures with different lung volumes. Biomed Eng Online. 2006;5:29.

Leech JA, Ghezzo H, Stevens D, Becklake MR. Respiratory pressures and function in young adults. Am Rev Respir Dis. 1983 Jul;128(1):17-23.

Lehance C, Close P, Bury T. Comment j'explore ... un dysfonctionnement des muscles respiratoires. Rev Med Liege. 2004;59(1):51-5.

Levine S, Kaiser L, Leferovich J, Tikunov B. Cellular adaptations in the diaphragm in chronic obstructive pulmonary disease. N Engl J Med. 1997 Dec 18;337(25):1799-806.

Levine S, Gregory C, Nguyen T, Shrager J, Kaiser L, Rubinstein N, Dudley G. Bioenergetic adaptation of individual human diaphragmatic myofibers to severe COPD. J Appl Physiol. 2002 Mar;92(3):1205-13.

Levine S, Nguyen T, Kaiser LR, Rubinstein NA, Maislin G, Gregory C, Rome LC, Dudley GA, Sieck GC, Shrager JB. Human diaphragm remodeling associated with chronic obstructive pulmonary disease: clinical implications. Am J Respir Crit Care Med. 2003 Sep 15;168(6):706-13.

Lofaso F, Nicot F, Lejaille M, Falaize L, Louis A, Clement A, Raphael JC, Orlikowski D, Fauroux B. Sniff nasal inspiratory pressure: what is the optimal number of sniffs? Eur Respir J. 2006 May;27(5):980-2.

Lomax ME, McConnell AK. Inspiratory muscle fatigue in swimmers after a single 200 m swim. J Sports Sci. 2003 Aug;21(8):659-64.

Loring SH, de Troyer A, Grassino AE. Assessment of chest wall function. Am J Respir Crit Care Med. 2002;166:580-7.

Macintyre N, Crapo RO, Viegi G, Johnson DC, van der Grinten CP, Brusasco V, Burgos F, Casaburi R, Coates A, Enright P, Gustafsson P, Hankinson J, Jensen R, McKay R, Miller MR, Navajas D, Pedersen OF, Pellegrino R, Wanger J. Standardisation of the single-breath determination of carbon monoxide uptake in the lung. Eur Respir J. 2005 Oct;26(4):720-35.

Mador MJ, Kufel TJ. Effect of inspiratory muscle fatigue on inspiratory muscle relaxation rates in healthy subjects. Chest. 1992 Dec;102(6):1767-73.

Mador MJ, Rodis A, Magalang UJ. Reproducibility of Borg scale measurements of dyspnea during exercise in patients with COPD. Chest. 1995 Jun;107(6):1590-7.

Mador MJ, Dahuja M. Mechanisms for diaphragmatic fatigue following high-intensity leg exercise. Am J Respir Crit Care Med. 1996 Nov;154(5):1484-9.

Maillard JO, Burdet L, van Melle G, Fitting JW. Reproducibility of twitch mouth pressure, sniff nasal inspiratory pressure, and maximal inspiratory pressure. Eur Respir J. 1998 Apr;11(4):901-5.

Markov G, Spengler CM, Knopfli-Lenzin C, Stuessi C, Boutellier U. Respiratory muscle training increases cycling endurance without affecting cardiovascular responses to exercise. Eur J Appl Physiol. 2001 Aug;85(3-4):233-9.

Matran R. [Normal spirometric values]. Rev Mal Respir. 2003 Sep;20(4):483-6.

McConnell AK, Caine MP, Sharpe GR. Inspiratory muscle fatigue following running to volitional fatigue: the influence of baseline strength. Int J Sports Med. 1997 Apr;18(3):169-73.

McConnell AK, Romer LM. Respiratory muscle training in healthy humans: resolving the controversy. Int J Sports Med. 2004 May;25(4):284-93.

McConnell AK, Sharpe GR. The effect of inspiratory muscle training upon maximum lactate steady-state and blood lactate concentration. Eur J Appl Physiol. 2005 Jun;94(3):277-84.

McKenzie DK, Butler JE, Gandevia SC. Respiratory muscle function and activation in chronic obstructive pulmonary disease. J Appl Physiol. 2009 Aug;107(2):621-9.

Mead J, Milic-Emili J, Turner JM. Factors limiting depth of a maximal inspiration in human subjects. J Appl Physiol. 1963 Mar;18:295-6.

Meurice JC, Godard P. [The SLPF, a learned society. "Science without a conscience is nothing but the ruin of the soul"]. Rev Mal Respir. 2007 Nov;24(9):1081-2.

Miller JM, Moxham J, Green M. The maximal sniff in the assessment of diaphragm function in man. Clin Sci (Lond). 1985 Jul;69(1):91-6.

Miller MR, Hankinson J, Brusasco V, Burgos F, Casaburi R, Coates A, Crapo R, Enright P, van der Grinten CP, Gustafsson P, Jensen R, Johnson DC, MacIntyre N, McKay R, Navajas D, Pedersen OF, Pellegrino R, Viegi G, Wanger J. Standardisation of spirometry. Eur Respir J. 2005 Aug;26(2):319-38.

Mizuno M. Human respiratory muscles: fibre morphology and capillary supply. Eur Respir J. 1991 May;4(5):587-601.

Moore AJ, Stubbings A, Swallow EB, Dusmet M, Goldstraw P, Porcher R, Moxham J, Polkey MI, Ferenczi MA. Passive properties of the diaphragm in COPD. J Appl Physiol. 2006 Nov;101(5):1400-5.

Mota S, Guell R, Barreiro E, Solanes I, Ramirez-Sarmiento A, Orozco-Levi M, Casan P, Gea J, Sanchis J. Clinical outcomes of expiratory muscle training in severe COPD patients. Respir Med. 2007 Mar;101(3):516-24.

Nava S, Ambrosino N, Crotti P, Fracchia C, Rampulla C. Recruitment of some respiratory muscles during three maximal inspiratory manoeuvres. Thorax. 1993 Jul;48(7):702-7.

Neder JA, Andreoni S, Lerario MC, Nery LE. Reference values for lung function tests. II. Maximal respiratory pressures and voluntary ventilation. Braz J Med Biol Res. 1999 Jun;32(6):719-27.

Ng GY, Stokes MJ. Maximal inspiratory and expiratory mouth pressures in sitting and half-lying positions in normal subjects. Respir Med. 1991 May;85(3):209-11.

Nicks CR, Morgan DW, Fuller DK, Caputo JL. The influence of respiratory muscle training upon intermittent exercise performance. Int J Sports Med. 2009 Jan;30(1):16-21.

Nishimura Y, Tsutsumi M, Nakata H, Tsunenari T, Maeda H, Yokoyama M. Relationship between respiratory muscle strength and lean body mass in men with COPD. Chest. 1995 May;107(5):1232-6.

Noble BJ, Borg GA, Jacobs I, Ceci R, Kaiser P. A category-ratio perceived exertion scale: relationship to blood and muscle lactates and heart rate. Med Sci Sports Exerc. 1983;15(6):523-8.

Normand H, Straus C, Morelot-Panzini C, Similowski T, Zelter M. [Practical variant of the sniff nasal inspiratory pressure measurement]. Rev Mal Respir. 2001 Sep;18(4 Pt 1):450-2.

O'Donnell DE, Revill SM, Webb KA. Dynamic hyperinflation and exercise intolerance in chronic obstructive pulmonary disease. Am J Respir Crit Care Med. 2001 Sep 1;164(5):770-7.

O'Neill S, McCarthy DS. Postural relief of dyspnoea in severe chronic airflow limitation: relationship to respiratory muscle strength. Thorax. 1983 Aug;38(8):595-600.

O'Neill TW, Felsenberg D, Varlow J, Cooper C, Kanis JA, Silman AJ. The prevalence of vertebral deformity in european men and women: the European Vertebral Osteoporosis Study. J Bone Miner Res. 1996 Jul;11(7):1010-8.

Orozco-Levi M, Gea J, Lloreta JL, Felez M, Minguella J, Serrano S, Broquetas JM. Subcellular adaptation of the human diaphragm in chronic obstructive pulmonary disease. Eur Respir J. 1999 Feb;13(2):371-8.

Orozco-Levi M. Structure and function of the respiratory muscles in patients with COPD: impairment or adaptation? Eur Respir J Suppl. 2003 Nov;46:41s-51s.

Ottenheijm CA, Heunks LM, Sieck GC, Zhan WZ, Jansen SM, Degens H, de Boo T, Dekhuijzen PN. Diaphragm dysfunction in chronic obstructive pulmonary disease. Am J Respir Crit Care Med. 2005 Jul 15;172(2):200-5.

Ottenheijm CA, Heunks LM, Li YP, Jin B, Minnaard R, van Hees HW, Dekhuijzen PN. Activation of the ubiquitin-proteasome pathway in the diaphragm in chronic obstructive pulmonary disease. Am J Respir Crit Care Med. 2006 Nov 1;174(9):997-1002.

Pardy RL, Reid WD, Belman MJ. Respiratory muscle training. Clin Chest Med. 1988 Jun;9(2):287-96.

Pauwels RA, Buist AS, Calverley PM, Jenkins CR, Hurd SS. Global strategy for the diagnosis, management, and prevention of chronic obstructive pulmonary disease. NHLBI/WHO Global Initiative for Chronic Obstructive Lung Disease (GOLD) Workshop summary. Am J Respir Crit Care Med. 2001 Apr;163(5):1256-76.

Perez T, Verin E. [Recent advances in the assessment of respiratory muscle endurance: (1999-2004)]. Rev Mal Respir. 2005 Apr;22(2 Pt 1):338-42.

Pertuze J, Watson A, Pride NB. Maximum airflow through the nose in humans. J Appl Physiol. 1991 Mar;70(3):1369-76.

Poiseuille JLM, editor. Le mouvement des liquides dans les tubes de petits diamètres; 1844.

Polkey MI, Green M, Moxham J. Measurement of respiratory muscle strength. Thorax. 1995 Nov;50(11):1131-5.

Polla B, D'Antona G, Bottinelli R, Reggiani C. Respiratory muscle fibres: specialisation and plasticity. Thorax. 2004 Sep;59(9):808-17.

Powers SK, Lawler J, Criswell D, Dodd S, Grinton S, Bagby G, Silverman H. Endurance-training-induced cellular adaptations in respiratory muscles. J Appl Physiol. 1990 May;68(5):2114-8.

Pride N, Rodarte J. Imaging of respiratory muscle function. Am J Respir Crit Care Med. 2002;166:588-92.

Quanjer PH, Tammeling GJ, Cotes JE, Pedersen OF, Peslin R, Yernault JC. Lung volumes and forced ventilatory flows. Report Working Party Standardization of Lung Function Tests, European Community for Steel and Coal. Official Statement of the European Respiratory Society. Eur Respir J Suppl. 1993 Mar;16:5-40.

Rabe KF, Hurd S, Anzueto A, Barnes PJ, Buist SA, Calverley P, Fukuchi Y, Jenkins C, Rodriguez-Roisin R, van Weel C, Zielinski J. Global strategy for the diagnosis, management, and prevention of chronic obstructive pulmonary disease: GOLD executive summary. Am J Respir Crit Care Med. 2007 Sep 15;176(6):532-55.

Rafferty GF, Leech S, Knight L, Moxham J, Greenough A. Sniff nasal inspiratory pressure in children. Pediatr Pulmonol. 2000 Jun;29(6):468-75.

Rahn H, Otis AB, et al. The pressure-volume diagram of the thorax and lung. Am J Physiol. 1946;146(2):161-78.

Reid WD, Loveridge BM. Physiotherapy management of patients with chronic obstructive airways disease. Physiother Can. 1983 Jul-Aug;35(4):183-95.

Richardson RS. Skeletal muscle dysfunction vs. muscle disuse in patients with COPD. J Appl Physiol. 1999 May;86(5):1751-3.

Ringqvist T. The ventilatory capacity in healthy subjects. An analysis of causal factors with special reference to the respiratory forces. Scand J Clin Lab Invest Suppl. 1966;88:5-179.

Rochester DF. The respiratory muscles in COPD. State of the art. Chest. 1984 Jun;85(6 Suppl):47S-50S.

Rochester DF. The diaphragm: contractile properties and fatigue. J Clin Invest. 1985 May;75(5):1397-402.

Romer LM, McConnell AK, Jones DA. Inspiratory muscle fatigue in trained cyclists: effects of inspiratory muscle training. Med Sci Sports Exerc. 2002 May;34(5):785-92.

Romer LM, Polkey MI. Exercise-induced respiratory muscle fatigue: implications for performance. J Appl Physiol. 2008 Mar;104(3):879-88.

Roughton FJ, Forster RE, Cander L. Rate at which carbon monoxide replaces oxygen from combination with human hemoglobin in solution and in the red cell. J Appl Physiol. 1957 Sep;11(2):269-76.

Rubinstein I, Slutsky AS, Rebuck AS, McClean PA, Boucher R, Szeinberg A, Zamel N. Assessment of maximal expiratory pressure in healthy adults. J Appl Physiol. 1988 May;64(5):2215-9.

Salepci B, Eren A, Caglayan B, Fidan A, Torun E, Kiral N. The effect of body mass index on functional parameters and quality of life in COPD patients. Tuberk Toraks. 2007;55(4):342-9.

Sanchez J, Bastien C, Medrano G, Riquet M, Derenne JP. Metabolic enzymatic activities in the diaphragm of normal men and patients with moderate chronic obstructive pulmonary disease. Bull Eur Physiopathol Respir. 1984 Nov-Dec;20(6):535-40.

Sauleda J, Gea J, Orozco-Levi M, Corominas J, Minguella J, Aguar C, Broquetas J, Agusti AG. Structure and function relationships of the respiratory muscles. Eur Respir J. 1998 Apr;11(4):906-11.

Schantz P, Henriksson J, Jansson E. Adaptation of human skeletal muscle to endurance training of long duration. Clin Physiol. 1983 Apr;3(2):141-51.

Shahin B, Germain M, Kazem A, Annat G. Benefits of short inspiratory muscle training on exercise capacity, dyspnea, and inspiratory fraction in COPD patients. Int J Chron Obstruct Pulmon Dis. 2008;3(3):423-7.

Similowski T, Yan S, Gauthier AP, Macklem PT, Bellemare F. Contractile properties of the human diaphragm during chronic hyperinflation. N Engl J Med. 1991 Sep 26;325(13):917-23.

Sonetti DA, Wetter TJ, Pegelow DF, Dempsey JA. Effects of respiratory muscle training versus placebo on endurance exercise performance. Respir Physiol. 2001 Sep;127(2-3):185-99.

Stefanutti D, Fitting JW. Sniff nasal inspiratory pressure. Reference values in Caucasian children. Am J Respir Crit Care Med. 1999 Jan;159(1):107-11.

Steier J, Kaul S, Seymour J, Jolley C, Rafferty G, Man W, Luo YM, Roughton M, Polkey MI, Moxham J. The value of multiple tests of respiratory muscle strength. Thorax. 2007 Nov;62(11):975-80.

Stell IM, Polkey MI, Rees PJ, Green M, Moxham J. Inspiratory muscle strength in acute asthma. Chest. 2001 Sep;120(3):757-64.

Strauss C, Similowski T. Seconde Edition Française des Recommandations européennes pour les explorations fonctionnelles respiratoires. Rev Mal Respir. 2001;18:6S7-6S119.

Sturdy G, Hillman D, Green D, Jenkins S, Cecins N, Eastwood P. Feasibility of high-intensity, interval-based respiratory muscle training in COPD. Chest. 2003 Jan;123(1):142-50.

Supinski GS, Fitting JW, Bellemare F. Assessment of respiratory muscle fatigue. Am J Respir Crit Care Med. 2002;166:571-9.

Suzuki S, Yoshiike Y, Suzuki M, Akahori T, Hasegawa A, Okubo T. Inspiratory muscle training and respiratory sensation during treadmill exercise. Chest. 1993 Jul;104(1):197-202.

Syabbalo N. Assessment of respiratory muscle function and strength. Postgrad Med J. 1998 Apr;74(870):208-15.

Takigawa N, Tada A, Soda R, Takahashi S, Kawata N, Shibayama T, Matsumoto H, Hamada N, Hirano A, Kimura G, Okada C, Endo S, Yamashita M, Date H, Takahashi K. Comprehensive pulmonary rehabilitation according to severity of COPD. Respir Med. 2007 Feb;101(2):326-32.

Terzano C, Ceccarelli D, Conti V, Graziani E, Ricci A, Petroianni A. Maximal respiratory static pressures in patients with different stages of COPD severity. Respir Res. 2008;9:8.

Terzi N, Corne F, Mouadil A, Lofaso F, Normand H. Mouth and nasal inspiratory pressure: learning effect and reproducibility in healthy adults. Respiration. 2010;80(5):379-86.

Tracey M, Villar A, Dow L, Coggon D, Lampe FC, Holgate ST. The influence of increased bronchial responsiveness, atopy, and serum IgE on decline in FEV1. A longitudinal study in the elderly. Am J Respir Crit Care Med. 1995 Mar;151(3 Pt 1):656-62.

Troosters T, Gosselin N. [Question 3-2. Functional evaluation of respiratory muscles]. Rev Mal Respir. 2005 Nov;22(5 Pt 3):7S24-7S32.

Uldry C, Fitting JW. Maximal values of sniff nasal inspiratory pressure in healthy subjects. Thorax. 1995 Apr;50(4):371-5.

Varray A. [Question 3-6. Physical activity questionnaires - application to chronic obstructive pulmonary disease]. Rev Mal Respir. 2005 Nov;22(5 Pt 3):7S47-7S53.

Verin E, Delafosse C, Straus C, Morelot-Panzini C, Avdeev S, Derenne JP, Similowski T. Effects of muscle group recruitment on sniff transdiaphragmatic pressure and its components. Eur J Appl Physiol. 2001 Oct;85(6):593-8.

Verin E. [Specialised assessment of respiratory muscle function]. Rev Mal Respir. 2005 Feb;22(1 Pt 2):2S47-52.

Vincken W, Ghezzo H, Cosio MG. Maximal static respiratory pressures in adults: normal values and their relationship to determinants of respiratory function. Bull Eur Physiopathol Respir. 1987 Sep-Oct;23(5):435-9.

Volianitis S, McConnell AK, Jones DA. Assessment of maximum inspiratory pressure. Prior submaximal respiratory muscle activity ('warm-up') enhances maximum inspiratory activity and attenuates the learning effect of repeated measurement. Respiration. 2001a;68(1):22-7.

Volianitis S, McConnell AK, Koutedakis Y, Jones DA. Specific respiratory warm-up improves rowing performance and exertional dyspnea. Med Sci Sports Exerc. 2001b Jul;33(7):1189-93.

Volianitis S, McConnell AK, Koutedakis Y, McNaughton L, Backx K, Jones DA. Inspiratory muscle training improves rowing performance. Med Sci Sports Exerc. 2001c May;33(5):803-9.

Walsh JM, Webber CL, Jr., Fahey PJ, Sharp JT. Structural change of the thorax in chronic obstructive pulmonary disease. J Appl Physiol. 1992 Apr;72(4):1270-8.

Watsford M, Murphy A. The effects of respiratory-muscle training on exercise in older women. J Aging Phys Act. 2008 Jul;16(3):245-60.

Weiner P, Azgad Y, Ganam R. Inspiratory muscle training combined with general exercise reconditioning in patients with COPD. Chest. 1992 Nov;102(5):1351-6.

Weiner P, Magadle R, Berar-Yanay N, Davidovich A, Weiner M. The cumulative effect of long-acting bronchodilators, exercise, and inspiratory muscle training on the perception of dyspnea in patients with advanced COPD. Chest. 2000 Sep;118(3):672-8.

Weiner P, Magadle R, Beckerman M, Weiner M, Berar-Yanay N. Comparison of specific expiratory, inspiratory, and combined muscle training programs in COPD. Chest. 2003 Oct;124(4):1357-64.

Wells GD, Plyley M, Thomas S, Goodman L, Duffin J. Effects of concurrent inspiratory and expiratory muscle training on respiratory and exercise performance in competitive swimmers. Eur J Appl Physiol. 2005 Aug;94(5-6):527-40.

Wen AS, Woo MS, Keens TG. How many maneuvers are required to measure maximal inspiratory pressure accurately. Chest. 1997 Mar;111(3):802-7.

White DP, Douglas NJ, Pickett CK, Weil JV, Zwillich CW. Sexual influence on the control of breathing. J Appl Physiol. 1983 Apr;54(4):874-9.

White DP, Lombard RM, Cadieux RJ, Zwillich CW. Pharyngeal resistance in normal humans: influence of gender, age, and obesity. J Appl Physiol. 1985 Feb;58(2):365-71.

Wijnhoven JH, Janssen AJ, van Kuppevelt TH, Rodenburg RJ, Dekhuijzen PN. Metabolic capacity of the diaphragm in patients with COPD. Respir Med. 2006 Jun;100(6):1064-71.

Wilmore JH, Costill DL, editors. Physiologie du sport et de l'exercice. Adaptations physiologiques à l'exercice physique De Boeck; 2006.

Wilson SH, Cooke NT, Edwards RH, Spiro SG. Predicted normal values for maximal respiratory pressures in caucasian adults and children. Thorax. 1984 Jul;39(7):535-8.

Windisch W, Hennings E, Sorichter S, Hamm H, Criee CP. Peak or plateau maximal inspiratory mouth pressure: which is best? Eur Respir J. 2004 May;23(5):708-13.

Wohlgemuth M, van der Kooi EL, Hendriks JC, Padberg GW, Folgering HT. Face mask spirometry and respiratory pressures in normal subjects. Eur Respir J. 2003 Dec;22(6):1001-6.

Wylegala JA, Pendergast DR, Gosselin LE, Warkander DE, Lundgren CE. Respiratory muscle training improves swimming endurance in divers. Eur J Appl Physiol. 2007 Mar;99(4):393-404.

Zakynthinos S, Vassilakopoulos T, Mavrommatis A, Roussos C, Tzelepis GE. Effects of different expiratory maneuvers on inspiratory muscle force output. Am J Respir Crit Care Med. 1999 Mar;159(3):892-5.

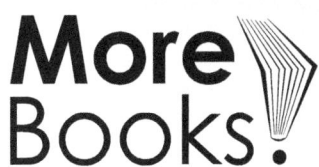
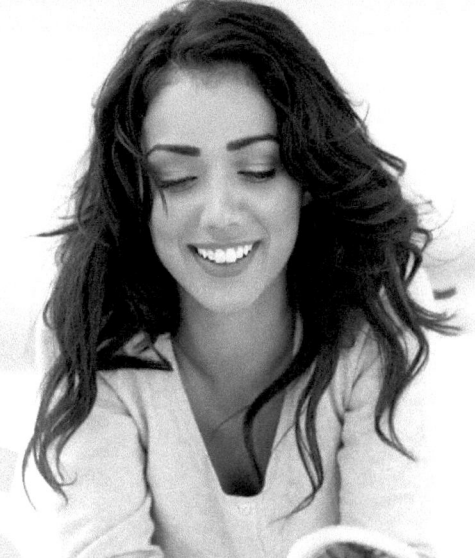

Oui, je veux morebooks!

I want morebooks!

Buy your books fast and straightforward online - at one of the world's fastest growing online book stores! Environmentally sound due to Print-on-Demand technologies.

Buy your books online at
www.get-morebooks.com

Achetez vos livres en ligne, vite et bien, sur l'une des librairies en ligne les plus performantes au monde!
En protégeant nos ressources et notre environnement grâce à l'impression à la demande.

La librairie en ligne pour acheter plus vite
www.morebooks.fr

VDM Verlagsservicegesellschaft mbH
Heinrich-Böcking-Str. 6-8　　　　　　　　　　　info@vdm-vsg.de
D - 66121 Saarbrücken　　Telefax: +49 681 93 81 567-9　　www.vdm-vsg.de

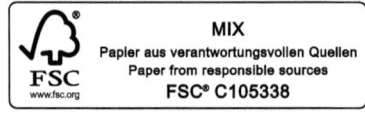

Printed by Books on Demand GmbH, Norderstedt / Germany